아무도 모르는 나의 ADHD

아무도 모르는 나의 ADHD

황희성 지음

성인 ADHD 종합 안내서

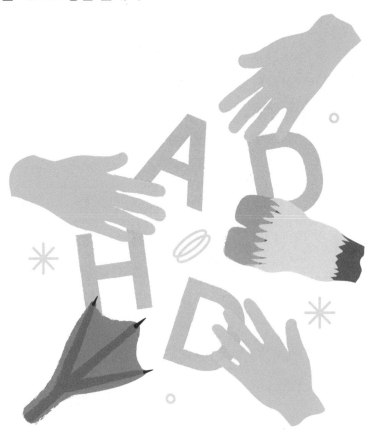

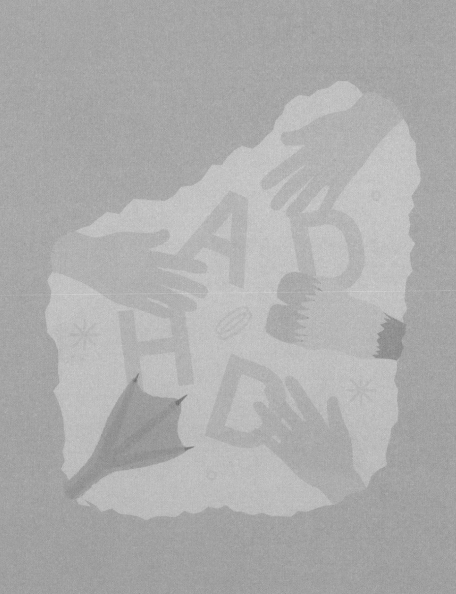

들어가는 말

ADHD는 정신과에서 가장 논란이 많은 진단 중 하나입니다. 어떤 정신과 의사들은 ADHD가 인위적으로 만들어진 질환(거짓 진단 fad diagnosis)이라고 주장하기도 합니다. 또 어떤 의사들은 ADHD가 남발(과잉 진단)되고 있다고 말합니다. 또 일각에서는 많은 의사들이 ADHD를 발견하지 못하고 놓치고(과소 진단) 있다고도 합니다. 이렇듯 전문가들마저 ADHD에 대해 상반된 입장을 취하고 있습니다. 특히 성인 ADHD에 대한 견해는 극명하게 분분한 상황입니다.

현재 정신과에서 사용하고 있는 ADHD를 진단하는 기준(이하 '진단 기준')대로만 엄격하게 적용한다면, 상황은 더욱 복잡해집니다. 성인 ADHD로 진단을 받은 환자들 중 상당수가 실제로는 이 진단 기준에 부합하지 않기 때문입니다. 진단 기준과 실제 환자의 양상 사이의 간극에 대해 많은 정신과 의사들은 이렇게 말할 것입니다. '어떤 질환이든 진단 기준과 정확히 일치하지 않을 수 있다' 그런데 진단 기준과 거의 일치하지 않는 환자도 있습니다. 어떤 의사들은 진단 기준에서 벗어나 있다는 이유만으로 이러한 환자들을 과잉 진단, 또는 거짓 진단을 받았다고 간주합니다.

정작 당사자들은 '집중력'을 토대로 만들어진 이 진단 기준의 정확성에 의구심을 품습니다. 집중을 못 할 때도 있지만 필요할 때는 집중을 잘하고, 수다스럽지 않으며, 부산스럽게 행동하지 않으니까요. 제가 ADHD로 진단을 내린 분들은 자신이 이 진단 기준에 들어맞지 않다는 것을 누구보다도 잘 알고 계실 겁니다.

저는 이 간극을 극복하기 위한 대안이 필요하다고 생각해 이 책을 집필했습니다. 한 환자가 있다고 가정해 봅시다. ADHD의 특성 일부를 갖고 있어 힘들어했던 그에게 ADHD 약물을 처방했더니, 상태가 한결 호전되었습니다. 하지만 진단 기준으로 검사했을 때 그는 ADHD가 아닙니다. 그렇다면 이 환자의 정확한 진단명은 무엇일까요? 준 ADHD? 경계선 ADHD? VASTvariable attention stimulus trait(임기응변적 주의력특성)? 이러한 환자들이 엄연히 존재함에도 여전히 이들을 지칭하는 용어는 없습니다. 과잉 또는 거짓진단으로 분류될 뿐입니다. 이 간극을 논하기 위해서는, 환자이자 사람 그 자체를 보고 실제 양상을 함께 고려해야 할 필요가 있다고 판단했습니다.

그렇다고 제가 뛰어난 사람이라서 이 책을 쓴 것은 아닙니다. 국내의 ADHD 전문 교수님들의 입장에서는 진단 기준을 따르지 않을 시 생기는 여파를 간과할 수 없고, 이에 따라 ADHD 환자 중 극소수의 예외 사례를 소개하는 것 외에는 새로운 의견을 주장하기 어렵습니다. 게다가 소아 ADHD 진료만 해도 적게는 몇 개월부터 1년간 진료가 밀려 있어, 성인 진료에 절대적인 시간을 쓸 수 없는 상황입니다. 성인 진료를 통해 그들의 다양한 이야기를 듣고 생각해 볼 수 있는 여건이 마련되어 있지 않은 것입니다. 저는 그저 진료를 보다가, 공부를 하다가, '아, 나같이 잃을 것이 별로 없는 사람이어야 이런 책을 쓰겠구나' 싶어 이 책을 쓰게 되었습니다.

제 책보다 훌륭한 책들은 수도 없이 많습니다. ADHD인 분들의 마음을 다독여 주는 책, 학술적으로 풀어낸 책, 더 논리적이고, 체계적이고, 훌륭한 문체로 쓴 책 등, ADHD에 대한 좋은 책들은 이미 많습니다. 하지만 ADHD를 또 다른 다양한 동반 증상과 함께 조망하는 책은 별로 없는 것 같습니다. 그러한 측면에서 이 책이 ADHD의 더 넓은 윤곽을 그리기 위한 책으로써 의미가 있지 않을까 싶습니다. 이는 무엇보다도 할로웰 박사님에게 영감을 받은 덕분입니다.

또한 이 책은 다양한 고려와 가정과 경험을 종합해 만든 책입니다. 한 권만으로도 ADHD를 전반적으로 이해할 수 있길 바라는 마음으로 만든 시작서입니다. 때문에 앞으로 더 살을 붙여가며 발전시켜야 할 프로토타입prototype과도 같습니다. 단지 불완전한 인간의 불완전한 책이라는 것을 말씀드립니다. 다만 이 책을 시작으로 성인 ADHD에 대해 더 다양한 논의가 전개된다면 더할 나위 없이 좋겠습니다.

무엇보다도 이 책은 그동안 이해를 받지 못해 힘들었던, 항상 아파서 왜 아픈지도 생각해 본 적이 없었던 분들을 생각하며 집필한 책입니다. 진료 후 ADHD로 진단을 내렸을 때 눈물을 보이는 분들이 가끔 계십니다. 그 동안 정확한 원인이 무엇인지도 모른 채로, 약효도 들지 않아 마냥 힘들어하셨던 분들입니다. 하나 같이 기뻐서, 이제 괜찮아질 일만 남았으니까 기뻐서 운다고 하십니다. 왜 기쁜지, 그 마음이 어떤지, ADHD 치료로 비로소 제 안의 문제를 해결한 저도 잘 알고 있습니다. 모쪼록 제 책을 통해 많은 분들이 '아, 내가 이래서 힘들었구나' 하고 깨달을 수 있도록, 아픔에서 벗어나 기뻐하실 수 있기를 바랍니다.

황희성

목차

2부

당신이 몰랐던 ADHD 그리고 진실

3부

성인 ADHD의 진단 그리고 치료

4부

나의 ADHD는 이렇게 힘들었다

1부

혹시 나도 ADHD인가요?

"혼자가 아니라는 것을 기억하세요.
많은 사람들이 같은 문제로 고민을 하고 있어요."

−애덤 노아 리바인(마룬 5, ADHD)

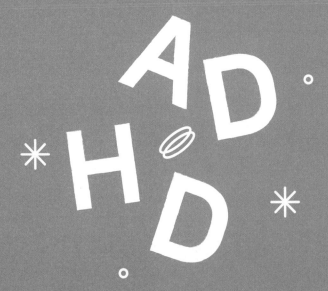

제1장

ADHD? 하지만 저는 집중을 잘 하는걸요?

> 집중, 충동, 과잉 행동. 좁으면서도 모호한 진단 기준. 이로 인해 ADHD에 대한 연구는 더디고 소모적이다. 공부, 일, 능력, 성취. 못하면 ADHD이고, 잘하면 ADHD가 아닌 걸까? 고정 관념으로 인해 ADHD가 매우 뚜렷한 사람들조차 방치되어 고통을 겪고 있다. 그렇다고 경미한 ADHD가 고통을 덜 겪는 것이 아니다. 이유를 모르다 보니 해결이 되지 않고 고통만 지속된다. 오히려 이유를 알기 어려워 더 많이, 오랫동안 고통스러울 수 있다.

"저는 일도 잘 하고 스트레스도 없어요. 다들 열심히 한다고 하고, 성격도 좋다 그래요. 하지만 아무 이유도 없이 가슴이 아프고 숨이 막혀요."

30대 여교사 P는 가슴이 답답해지면서 숨이 안 쉬어지고, 잠자는 게 힘들어 내원하였다. 1주 전부터 숨이 막혀 죽을 것 같은 느낌이 거의 매일, 때로는 하루에 두서너 번 발생하기도 했다. 좁은 공간, 사람 많은 곳, 승강기나 지하철을 탈 때면 숨이 안 쉬어져 도저히 들어갈 수 없었다. 며칠 전 이러다 죽을 것 같아 119를 불러 입원한 응급실에서는 피 검사나 엑스레이로도 아무 이상이 없다고 했고, 이틀 전 진료를 받은 내과에서는 초음파를 하고는 심장에 아무 문제가 없다며 정신과에 가보라 했다고 한다.

의대 시험 문제에 나왔다면 첫 줄을 보고 답을 '공황장애'라고 썼을 만한 분이다. 하지만 과연 공황장애라는 것이 그냥, 아무 이유 없이 생기는 것일까? 여기에 대해서는 자세히 들여다봐야 한다.

P는 초등학교 선생님이었다. 그녀는 평소 아이들에게 다정다감하고 맡겨진 일을 완벽하게 해냈다. 아이들은 말을 잘 따르고 학부모들 역시 자신을 전적으로 믿고 협조했다. 연애도 안정적이었다. 만난 지 3년, 그간 한 차례도 싸우지 않았으며 현재는 결혼을 약속한, 자신과 성격이 잘 맞는 남자 친구도 있었다. 표면적으로만 보면 불안감을 느낄 상황이 아니었다.

하지만 자세히 물어보자 나오는 답변은 항상 불안하다는 것이었다. 그녀의 불안감은 어제오늘 일이 아니다. 20년간 덜할 때도 더할 때도 있었지만 불안감이 가신 적은 한 번도 없었다.

"아무래도 PTSD 같아요. 어릴 때 부모님이 다투셨던 기억이 끊이지 않아요."

P의 부모는 부부 싸움이 잦았다고 한다. 작은 말싸움부터 소리를 지르는 말다툼, 심한 날은 물건이 날아다녔다. 초등학교 때, 아빠가 던진 병이 깨지면서 벽에 빨간색 양념물이 흘러내린 일이 가장 자주 떠

오르는 기억이었다. 이렇게 선명하게 생각나는 기억 외에도 부모님에게 서운했던 일은 수없이 많았다. 지나가는 말로 못났다고 했던 일, 부모님이 싸울 때 P의 탓을 했던 일, 그런 말들을 한시도 잊은 적이 없었다. 심하게 질책하거나 때린 적은 없었지만, 큰 위협을 느꼈는지 기억들이 안 떠오르는 날이 없었다. 부모님 얼굴을 보면 기억들이 더 생각나서 대학교 때 무리하게 독립을 하고는 한 번도 집에 돌아가지 않았다고 한다. 시간이 지나면서 가족들은 종종 만났지만 외식만 했지 집에 들어간 적은 없었다. 집에 들어가면 아픈 기억들이 더 떠오를 것만 같았다.

과거의 경험들 때문인지 P는 조급하고 경쟁심 많은 성격이 되어 있었다. 매사에 열심이었고 딴짓하는 일 없이 필사적으로 공부를 했다. 공부를 시작하면 시간 가는 줄 몰라 다들 집중력이 좋다고 말했다. 성적만 좋은 것이 아니라 성격도 좋다는 얘기를 들었다. 작은 얼굴 표정 변화로 친구의 속마음을 읽어 같이 걱정해 주고, 친구에게 뭐가 필요한지 금방 알아차리다 보니 친구들은 모두 P를 좋아했다. 공부나 숙제, 연애 등 친구들은 항상 P에게 도움을 청했고, 한 번도 실망시킨 바가 없었다. 그야말로 완벽한 학생이었다.

하지만 그녀는 항상 불안했다. 걱정할 필요 없는 수많은 걱정들이 꼬리에 꼬리를 물고 떠올랐다. 남자 친구는 P처럼 생각 많은 사람은 본 적이 없다고 할 정도였다. 그나마 낮에 일을 할 때, 다른 사람과 같이 있을 때는 괜찮았지만 혼자 있는 밤은 가슴이 텅 빈 느낌이 들고 생각이 끊이지 않아 고통스러웠다. 주위가 어두우면 더 생각이 많아져 불을 못 끈 것이 언제부터인지 기억조차 나지 않았다. 잠을 자기 위해 수백 번 들어 내용을 다 외운, 재미도 없는 동영상을 소리만 들으며 잠을 청했다. 생각을 줄이기 위한 P만의 방법이었다. 그럼에도 어떤 날에는 생각들이 기어이 비집고 올라왔다.

'오늘 애들이 태도가 이상하던데 반항하려 그러나? 학부모가 연락해서 화내면 어떡하지? 내가 말실수를 했나? 남자 친구도 목소리가 조금 안 좋던데 왜 아무 말도 안 해주지? 권태기인가? 마음이 식었나?'

심한 날은 걱정이 끝도 없이 들다 해가 떴고, 그때 자면 출근을 못할까 걱정되어 밤을 꼬박 새고 나간 적이 많았다. 그런 날은 애들이 조금만 시끄러우면 귀가 가려운 것처럼 느껴졌고 속에서 화와 짜증이 솟아올랐지만, 한 번도 겉으로 드러내지 않았다.

과거 상처와 기억들을 지워 보려 8년간 상담을 받았다. 부모님에 대한 온갖 기억들, 동생이 더 예쁨을 받았던 것에 대한 서운함, 남자 친구가 은연중에 자신을 무시하는 듯한 태도, 직장 동료가 자신을 만만하게 보고 일을 떠넘길 때 치밀어 오르는 분노. 상담 선생님들은 다양한 이야기를 해주었다. 어떤 선생님은 어릴 때의 성장 과정이 큰 영향을 준 것 같다고 했다. 다른 선생님은 생각하는 방식이나 예민한 면이 경계선 성격장애 같다 하여 이 부분에 대한 상담 치료를 권했다. 다년간 상담을 진행하며 스스로가 남보다 성취에 대한 욕심이 많고, 불필요하게 걱정이 많으며, 다소 극단적으로 생각하는 경향, 대인 관계의 단절에 대한 불안감이 높다는 사실을 알게 되었다. 상담을 통해 자신에 대해 알아가며 스스로를 관대하게 받아들이려 했고, 힘들게 했던 사람들을 용서하려 했다. 하지만 그것이 생각과 불안에 큰 도움이 되는 건 아니었다. 여전히 잡념들이 떠올랐고, 아무리 과도한 걱정이라는 걸 알아도 걱정이 떠오르는 것을 주체할 수 없었다.

정신과 약은 절대 복용하고 싶지 않았지만 불면증이 심해지면서 몸을 움직이는 것도 너무 힘들어 어쩔 수 없이 대학병원 정신과에서 진료를 받았다. 정신과 교수님은 잠시 이야기를 나누고는 생각, 걱정, 잠 못 자는 것들이 우울증의 증상이라 하며 항우울제를 처방해 주셨다. 약은 정말 먹기 싫었지만 다행히 금방 효과를 보아, 일주일 만에 불안감이 싹 가신 것 같았고 걱정들이 사라졌다. 몇 년 만에 처음으로 잠을 잘 자면서 걸어 다니는 것이 가뿐했고 편하게 웃는 얼굴로 동료들과 인사를 할 수 있었다. 그런 그녀를 보며 남자 친구는 사람이 바뀌었다고 할 정도였다. 하지만 효과는 한 달을 가지 않았고 이후에는 약을 복용하기 전과 똑같아졌다. 다시 걱정이 들고, 잠을 못 잤다. 약을 조절하면 잠깐 좋아지고, 그러다 다시 나빠지고, 그러면 다시 약을 조절하고. 이런 일이 몇 달간 반복되면서 약이 늘어났다. 그러다 어느 날, 바뀐 약에 기존의 항우울제, 항불안제가 아니라 조현병, 양극성 장애 치료제가 같이 들어 있어서 깜짝 놀랐다.

'내가 조현병이라고? 내가 조울증이라고? 왜 이런 약을 처방해 주지?'

화가 나서 약을 끊고 역시 정신과는 갈 곳이 못 된다고 생각했다.

잠자는 게 더 힘들었긴 했지만 약을 안 먹는다고 불안감이 더 심한 것 같지도 않았다. 이전과 똑같이 힘들었지만 이제는 어떻게 나아져야 할지 몰랐다.

너무 힘들다 보니 휴직 생각이 머릿속을 가득 채웠다. 하지만 곧 돈 문제, 결혼 문제, 미래 걱정, 반 아이들과 학부모들이 얼마나 실망할지, 동료들이 자신을 안 좋게 볼 것이라는 생각들이 머리를 가득 채웠다. 밤에 누워 있다 넌지시 다 그만두고 싶다고 혼잣말을 하고는 깜짝 놀라 스스로 왜 이런 말을 하나 자책을 했다. 생각과 고민을 너무 많이 하다 보니 밤마다 얼굴이 화끈거리고 열이 났다.

그러던 어느 날, 특별한 일이 있는 것도 아니었는데 숨이 안 쉬어졌다. 내과에서도 정신과 권유를 받았고, 남자 친구도 정신과에 다시 다녀 보라고 권유했다. 대학병원 말고 가까운 데 가보고, 그래도 안 되면 진단서를 받고 휴직을 하자고 했다. 원래는 한 번 안 하기로 한 것은 절대 바꾸지 않는 성격이라 화가 났을 텐데, 이제는 그럴 힘도 없고 이러다 죽을 것 같아 내원했다고 한다.

필자는 몇 개월에 걸쳐 P의 이야기들을 들으면서 증상에 대한 약을 처방했다. 숨 못 쉬는 것은 금방 줄었고, 잠도 어느 정도 자게 되었다. 하지만 겉으로 드러났던 그 증상들이 문제가 아니었다. 여전히 P는 불안해했고, 몸과 마음이 항상 긴장되어 있어 이유 없이 괴로웠다. 잠시 나아진 것처럼 보이는 때에도 항상 위태로웠고, 실상 지금 복용하고 있는 항우울제와 항불안제는 제대로 효과를 보이지 못했다. 현행 ADHD 진단 기준에 맞는 증상은 사실상 없었다. 하지만 필자는 그녀가 ADHD라는 확신이 조금씩 생겼다. 나아지려면 치료가 분명히 필요했다.

그럼에도 P에게 ADHD에 대해 말을 꺼내는 것이 주저되었다. 학교 선생님들은 ADHD에 대해 지식적으로도, 경험적으로도 잘 알고 있다. 거기에 더해 P는 남들보다도 집중도 잘 하고, 일을 하는 능력도 우수하며, 본인이 가지고 있던 어려움들을 장기간에 걸쳐 스스로 극복해 왔다. 그럼에도 이제는 노력만으로 극복할 수 없는 몇 가지가 남아 있었다. ADHD 약을 복용하지 않으면 절대 나아지지 않을 것이라고 필자는 생각했다.

"네? ADHD요? 제가요?"

"저는 집중력이 굉장히 좋아요. ADHD는 집중 못 하는 거잖아요?"

"전 공부 잘했어요. 친구들 중에서 저보다 잘하는 사람은 없었어요."

"우리 반에도 ADHD 애들이 있는데, 그 애들이랑 저는 완전히 달라요. 전 산만하지도 않고 차분해요. 꼼꼼하고 한 번도 물건을 잃어버린 적도 없어요."

그래도 걱정보다는 덜한 반응이었다. 긍정적인 반응은 아니었지만 그렇다고 격한 부정도 아니었다. 몇 달간 이야기를 열심히 들었던 게 P의 신뢰를 얻는 데 도움이 됐던 것 같다. 오늘은 P가 의사인 필자의 이야기를 듣고 판단할 차례였다. 필자는 심호흡을 하고 최선을 다해 설명했다.

공식적인 진단 기준과 실제 ADHD가 어떻게 다를 수 있는지.

지금 자신이 ADHD로 인해 어떤 영향을 받고 있는지.

약을 복용하고 어떤 효과를 기대해야 하는지.

마지막으로 병원을 나서는 P에게 신신당부했다. 집중을 잘 하기 위해 약을 복용하는 게 아니라는 것, 용량을 굉장히 낮게 처방했으니 효과가 전혀 없을 수 있다는 것, 효과가 부족해도 부작용이 심하지 않다면 꾸준히 복용해 보시라는 것. P와 같은 환자들은 효과가 체감되기 이전 몇 주가 고비였다. ADHD는 집중을 못 하는 병이라는 인식이 뿌리 깊게 박혀 있는 만큼 약의 효과에 대해서도 은연중에 집중력 향상을 기대하게 된다. 하지만 애초에 집중의 어려움을 겪은 적 없었는데 그런 효과가 날 리가 없었다. 진단에 대한 거부감 때문에 약을 전혀 먹지 않는 사람도 꽤 있었고, 절반만 먹어도 상당히 잘 지키는 편이었다.

P는 다음 주에 돌아와서 웃으며 이야기했다.

"아무런 효과가 없어요. 집중력에 변화가 있는지도 모르겠고 부작용도 없었고요, 약을 먹었다는 느낌이 하나도 없었어요. 아무래도 ADHD가 아닌 것 같은데요?"

부작용이 없는 것만 해도 큰 성과이다. 효과가 없던 것은 서서히 조절을 해 가면 된다. 하지만 P의 표정을 보니 효과가 있을 것이라는 생각이 들었다.

"불안하시던 건 어땠어요?"

천천히 P가 생각하는 모습을 보면서 효과가 있는 것 같아 안심했다. 물론 ADHD 약에 효과를 보이는 것으로 ADHD 여부를 판단하면 안 된다는 게 정설이다. 그래도 효과가 조금이라도 있어야 환자도 약을 복용하고 싶은 마음이 들 것이고, 사실은 의사도 진단에 대해 그제야 안심이 된다. 진단 기준에 맞는 환자는 반갑고 마음 편하게 설명을 드린다. 일부만 들어맞는 분들은 다른 치료부터 먼저 시작해 보기도 하고, 검사를 진행해 보기도 하고, 환자 본인과 상의해 보기도 한다. 그리고 P와 같이 진단 기준에 거의 해당되지 않는 분들, 능력이 우수한 분들은 항상 고민이다. 필자가 대단한 정신과 의사라 진단 기준을 어기는 것이 아니기에 진단을 내리는 것도 조심스럽고 항시 걱정이 된다. 이런 분들은 진단에 대한 거부감도 강하다. ADHD는 집중을 못 하는 병이라는 현행 진단 기준, 공부를 못하고 게으르거나 산만할 것이라는 고정 관념. 거부감이 드는 것이 당연하고, 특히 첫 두어 번의 진료에 효과가 없으면 치료를 중단하는 경우도 많다.

"이상하게 이번 일주일은 별로 불안하지 않았어요. 약 때문인지는 모르겠어요. 어쩌면 스트레스가 조금 줄었나 봐요."

이번 일주일간 P는 불안감이 많이 줄었고 이전 치료와 느낌이 약간 다르다고 하였다. 항우울제만 복용했을 때에는 진통제를 먹어 나아진 기분이었다면, ADHD 약을 시작하고는 상처가 조금 나은 느낌이었다고 했다. 아직 깔끔하게 나아진 건 아니지만 편안한 느낌이 조금은 다르다고 했다.

하지만 효과를 못 볼 때와 마찬가지로 효과를 조금 보기 시작하는 순간에도 일종의 고비가 찾아온다. 절대 약만 가지고 모든 게 나아질 수는 없다. 약으로 이전보다 분명히 편안해질 것이다. 하지만 약을 복용하는 것은 치료의 시작이다. 약만으로 해결할 수 없는 문제들이 많이 있고, 이것은 오랫동안 의사와 환자가 같이 찾아가고 노력해야만 한다.

"용량에 맞춰 꾸준히 약을 드시면 점점 편해지실 거예요. 하지만 약만으로 절대 다 나아질 순 없어요. 약만 가지고 해결하지 마시고, 노력만으로 해결하려고도 하지 마세요. 약을 복용하면서 오랫동안 같이 노력을 하셔야 돼요."

정신과 약을 복용하는 건 정말로 기분 좋지 않은 경험이다. 기본적으로 약은 병이 있어 복용한다는 이미지가 있기에 정신과 약은 마음에 병이 있다거나 의지나 성격에 문제가 있어 복용하는 것이라는 느낌을 심어줄 수밖에 없다. 특히 ADHD에 대해서는 나아지지 않는 것이라는 인식이 있다 보니 더욱 그런 것 같다. 조금이라도 약 먹는 것을 편안하게 느끼시도록, 그리고 필자가 생각하는 그대로 하나씩 설명을 드렸다.

ADHD는 병이 아니다.

장점으로도 작용해서 더 성실하게 공부를 하도록 도와줬을 것이다.

ADHD 약은 당신의 능력을 올리는 것이 아니라 본래 능력을 발휘하도록 하는 것이다.

약은 병을 낫게 하는 게 아니라 편안하게, 건강한 상태를 유지하려 복용하는 것이다.

P는 필자가 오랜 기간 지켜 보다 간신히 확신을 가지고 ADHD 진단을 내린 분이다. 여기까지 읽은 독자들 중에는 의아하게 생각하는 분들이 많을 것이다. '과연 어디에 ADHD 증상이 있다는 거지?' 하고 말이다.

그런데 ADHD에 대해 들을수록, 공부할수록, 알아갈수록 의구심이 들지 않던가. 과연 어디까지가 ADHD인지 아닌지 말이다. ADHD의 공식적인 진단 기준만 읽으면 공부 못하고 시끄러운 사람, 꾸준히 제대로 하는 것이 없는 사람, 물건을 흘리고 다니는 실수투성이 사람만 ADHD이다. 이것이 ADHD의 진단 기준이자 고정 관념이며, 다수의 정신과 의사들조차 가지고 있는 생각이다. 하지만 정말 많은 집중과 노력을 했을 운동선수인 마이클 조던과 마이클 펠프스도 ADHD라고 한다. 차분하고 온화한 태도를 보이는 배우 라이언 고슬링도 ADHD라고 한다. 많은 의사들, 연구자들, 전문직들도 ADHD라 하고, 심지어 북유럽의 어떤 연구에서는 의사들이 ADHD가 더 많았다고 한다. 기존의 ADHD와는 많이 다른 내용이다.

생각해 보자. 이런 사람들은 집중을 잘 하는 사람일까, 못 하는 사람일까?

집중력이 좋지만 흥미가 있는 일에만 집중을 하는 사람.

고등학교 때까지는 집중을 잘 했지만 대학교 때부터 집중이 어려워진 사람.

항시 집중을 못 하다가 시험 1주 전에는 엄청난 집중력을 보이는 사람.

그리고 우리가 '충동적이다'라고 말하는 건 무엇일까? 진단 기준에서는 기다리지 못하고, 남들 말하는 데 끼어들고, 성격이 급한 것만 충동 관련 증상으로 들어가 있다. 그렇다면 이런 사람들은 충동적인 사람이 아닌 걸까?

폭식을 억누르지 못하는 사람.

충동적인 쇼핑을 하는 사람.

평소에는 문제없지만 스트레스를 받을 때 매우 충동적인 사람.

항상 차분하고 온순하지만 특정 사람한테만 화를 억누르지 못하는 사람.

현재의 ADHD 진단 기준이 정해진 것은 그렇게 오래되지 않았고, 성인에서 발견과 치료가 시작된 역사는 그보다 더 짧다. 정신과의 진단 기준에서 성인 ADHD에 대해 사소한 고려를 한 것은 DSM-5가 처음이고, 이는 지금으로부터 10년 전인 2013년에 불과하다. 물론 많은 분들이 이에 대해 연구를 해왔지만, 과연 이것이 ADHD를 규정지을 수 있는 진단 기준인 것일까.

필자가 ADHD 진료를 보기 시작한 것은 최근이고, 그나마 제대로 진료를 보기 시작했다고 자부할 수 있는 건 1년도 안 된다. 그럼에도 필자는 ADHD에 대해 그럭저럭 용기를 조금 내보면, 최소한 보통 이상으로는 이해하고 있을 거라고 생각한다. 남보다 똑똑해서도 아니고 공감을 잘 해서도 아니다. 꽤나 많은 증상들을 필자가 실제로 겪어 봤기 때문이다. 일시적으로 겪은 것도 있고 오래 겪은 것도 있으며, 시간이 지나며 나아진 것도, 아직도 가지고 있는 것도 있다. 웬만한 ADHD 환자들보다 다양한 증상들을 겪었고, 몇몇은 현재도 여전히 해답을 찾아가고 있는 중이다. 어찌어찌 정신과 의사가 되어 수많은 분들의 이야기를 듣고, 물어보고, 놀라고, 공감하고, 이해하면서.

이 책을 쓰는 이유는 수도 없이 많아 지면에 다 적을 수 없다. 하지만 가장 큰 이유는 ADHD인 분들이 스스로를 이해하고, 다른 사람들로부터 이해를 받았으면 하는 마음에서이다. 못하고, 이상하고, 다르고, 그래서 포기했던 것. 자책하고, 고통스러워 하고, 이유를 찾지 못했던 것. 원인을 조금이나마 알게 되고, 어떤 부분은 약으로 좋아지고, 어떤 부분은 방향을 설정해 나갈 수 있다는 것이 얼마나 기쁜 일인지 모른다.

이 책의 내용은 절대 진리가 아니다. 여러 분들의 도움을 받았지만 개인의 경험과 공부에 기반을 한 내용이다. 비판을 받을 부분이 있을 것이고, 틀렸다고 밝혀질 부분도 있을 것이다. 그래도 도움을 받을 분이 있을 것이라 믿으며 현재의 고정 관념이 아닌 다른 방향으로 ADHD를 보는 논의가 활발해지기를 바라며 이 책을 썼다.

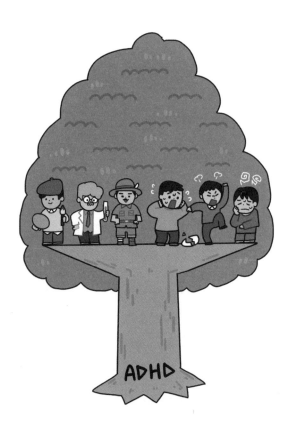

아무도 모르는 나의 ADHD

제2장

39년간의 궁금증, 남들과 다르다는 것을 감춰 온 삶

어디까지 쓸지 고민을 하다가 정말 많은 부분을 썼다. 필자가 환자들에게 다양한 증상들을 확인하며 도움이 됐던 만큼, 이 책의 독자들도 본인들의 증상을 확인했으면 하는 마음에서이다. ADHD의 증상들은 정반대의 극단적인 양상으로 나타나기에 필자와 완전히 다른 ADHD를 겪는 분도 있을 것이다. 하지만 많은 환자분들을 뵈며 확신한 것은, 필자의 증상이 제법 다양한 편이라는 것이다. 일부라도 비슷하게 겪는 분들이 많을 것 같아 비교적 자세하게 작성하였다.

모든 의대생은 정신과 공부를 할 때 진단 기준부터 샅샅이 뒤져 본다. 그리고 다들 "나 이거 아니야? 너 이거 아니야?"라는 말을 한 번씩은 하는 것 같다. 그중 한 가지 진단은 ADHD다. 몇 가지 증상이 분명해 의구심을 가지던 중 어머니한테 "나 ADHD 아닐까?" 물어봤을 때, "너처럼 집중 잘하는 애가 무슨 ADHD야?"라는 답변이 돌아왔다. 필자가 생각하기에도 그랬다. 그렇게 수년이 지났다.

정신과에 들어가 수련을 마치고 전문의 시험을 준비하면서 다시

ADHD를 공부하게 되었다. 당시 성인에게도 ADHD가 발견된다는 내용이 두어 줄 있었지만, 기본적으로 ADHD는 소아 질환이었고 성인이 되면 나아지는 것으로 여겼다. 정신과 수련 과정 중에 만난 환자 대부분은 성인이기에 주로 입원 환자를 진료하는 수련의 특성상 외래 진료만 받는 ADHD 환자들을 만날 기회는 없었다. 우울증, 양극성장애, 조현병, 강박장애, 수면장애, 공황장애 등 많은 정신과 질환의 진단과 치료, 상담에 대해서 공부했다. 또 다른 대학병원보다 많은 환자들을 만나며 진단을 내리고 도와드렸다. 하지만 ADHD는 단 한 차례도 진단을 내린 바가 없었다. 당시에도 전문의 시험을 공부하면서 친구한테 물어본 적이 있다. "나 ADHD 아닐까?" 공부나 하란 말을 들었다.

여러 해가 지나 개원을 했다. 이전에 근무했던 병원들에서는 입원이 필요한 분들이 주로 내원해 질환 위주로 치료를 하였다. 개원 후에는 학교와 시험, 직장, 가족, 연애 등 일상생활을 유지하고 버텨 내려고 병원을 찾는 이들이 많았다. 많은 분들은 힘든 것을 자신의 잘못으로 여기며 자책하고 혼란스러워 했다.

그러던 중 이상한 느낌을 종종 받았다. 환자들의 증상 속에서 필자만이 가지고 있는 줄로만 알았던 모습들이 보였던 것이다. 이런 부분들에 대해 동료 의사에게 의견을 물었지만 무엇인지 알 수 없었다. 가끔 필자와 비슷한 여러 증상을 동시에 가지고 있는 환자를 만날 때면 "그것 때문에 이렇게 힘드셨죠?"라고 물어볼 수 있었다. "어떻게 아셨어요?"라며 놀라고 질문 하나로 울기 시작하는 분들도 적지 않았다. 왜 눈물이 나는지 필자는 잘 알고 있었다. 어디에도 말 못 하고 이해받지 못했기 때문이다.

처음에는 다른 병원에서 ADHD 진단을 받은 몇 분들과 교과서에 실릴 만큼 명확한 증상을 가진 분들에게만 ADHD 진단을 내렸다. 이 분들의 생활상을 듣다 보면 진단 기준 이상의 증상을 알 수 있었다. 그것에 대해 책과 논문으로 공부를 하고, 동료 의사들에게 확인하고, 이 과정을 수도 없이 반복하는 동안 필자가 아는 ADHD 범위가 조금씩 넓어져 갔다. 약간 넓어진 범위로 살펴보니 새로운 분들의 증상이 보이고, 기존에 우울증 진단으로 진료를 받았지만 나아지지 않던 분들 중 ADHD를 발견할 수 있었다. 이분들에게 ADHD의 치료 효과는 놀라웠다. 필자에게 오기 전부터 10년, 20년, 평생동안 힘들어하셨다는 분들이 나아졌기 때문이다.

하지만 항상 불안하고 죄책감을 느꼈다. 필자가 보는 ADHD의 범위가 넓어지면서 진단 기준에 맞지 않는 분들이 생겼다. 필자는 소위 ADHD 전문가, 소아정신과 수련을 받은 의사도 아닌데 이래도 될까 하는 걱정도 들었다. 관련 학회를 다니고, 유명한 교수님의 책을 구입하고, 직접 질의도 했다. 하지만 교과서 이상의 내용은 얻기 어려웠다.

어느 날, ADHD가 우연히 발견된 환자의 증상이자 필자도 가지고 있는 증상, 평생 필자는 왜 이럴까 자책하던 증상 한 가지를 검색했다. 연구가 제법 이루어져 있었고, 증상이라고 명확하게 편입되어 있지는 않았지만 ADHD에서 흔하다고 되어 있었다. 아마 기존 ADHD 전문가들은 당연히 알고 있었을 것이지만 최소한 일반적인 ADHD 서적, ADHD에 대해 가르쳐 주는 의사들은 이런 진단 기준 이외의 증상들을 그다지 중요하게 여기지 않았다. 그럼에도 그런 증상으로, 필자와 그 환자는 평생 고통을 받아 왔다. 이 증상을 시작으로 그동안 필자가 가지고 있거나 겪었던 증상, 평소 의문을 가졌던 많은 특징들을 그렇게 하나하나 찾아보았다. 미세 운동 이상, 이갈이, 근긴장, 다양한 신체 부위의 통증, 기면증, 청각 과민, 중추청각처리장애, 안면인식장애, 강박증, 성욕항진증, 청각과민증, 생각의 속도, 생각의 공백, 대인 관계 문제, 충동적 거짓말. 이 외에도 ADHD의 증상, 특성, 관련 있는 질환들은 수없이 많았다.

왜 각종 ADHD 서적들이 혼란스러운지 알 것 같았다. 미국에서 많이 판매되는 ADHD 관련 서적은 본인 스스로가 ADHD가 있는 정신과 교수님들이 쓴 것들이었다. 이 책들을 보면 유독 어떤 증상은 강조가 되고 어떤 증상들은 언급조차 되지 않았다. 각 교수님들마다 중시하는 증상이 다르고, 진단 기준 이외의 것들은 일관적이지 않았다.

ADHD가 애초에 증상이 너무나도, 상상하지 못할 정도로 광범위하고 사람들마다 천차만별로, 완전히 반대 방향으로도 나타나기 때문이었다. 그 많은 부분들이 모두 ADHD였다는 것을 이해해 가자 많은 물음들이 정리되었다. 스스로에 대해 자책하던 것, 이해하지 못하던 것, 이유는 모르면서 괴로워하던 것. 그런 것들이 한 단어로 정리가 되었다.

'내가 ADHD였구나. 내 의지의 문제, 내 잘못이 아니었구나.'

(1) 공부만 할 수 있는, 스스로를 부적절하다고 느끼는 아이

필자는 어려서부터 스스로를 바보라고 여겼다. 뭘 해도 잘하지 못했다. 힘은 세지만 잘 조절이 되지 않았다. 악필이라 아무도 알아볼 수 없다고 자주 혼났고 글씨 연습을 아무리 해도 교정이 되지 않았다. 가위질도 제대로 못해서 엄마에게 핀잔을 듣기 일쑤였다. 아끼는 장난감들은 필자가 손만 대면 다 망가져 "네 손에는 도끼가 달렸나 보다"라는 말도 들었다. 나중에는 혼나지 않으려고 장난감 망가진 것을 숨기고 가지고 노는 척도 했다.

스스로 의지가 굉장히 박약하다고 생각했다. 초등학교 4학년의 어떤 평범한 운동장 조례식에서 그런 생각을 했던 기억이 난다. 평소에도 조례 시간은 괴로웠지만 그날은 유독 심했다. 평소에는 멍하게 이런저런 상상과 생각을 하며 견디면 그럭저럭 시간이 갔다. 하지만 그날은 마음 속에서 "으아악!" 하고 소리를 질러도 해결되지 않았다. 발을 앞으로 뒤로 움직여 흙을 파다가 왜 가만히 못 있느냐고 혼났다. 앞, 옆, 대각선의 애를 보니 다들 발이 가만히 있었다. 학교 조례뿐 아니라 제사 때, 단체 모임 등 굉장히 많은 상황에서 가만히 서 있기 힘들었다. 이상하게 여기저기가 가렵고, 땀이 나는 것 같고, 좀이 쑤시고 괴로웠다. 남들은 다들 잘 참는구나 싶어 나에게 문제가 있는 게 아닌가 하는 생각이 들었다.

지금은 덜해졌지만 물건을 여기저기 흘리고 다녔고 찾지 못했다. 부딪치고, 엎고, 넘어뜨리고. 무엇을 찾아오라고 하면 눈앞에 있는 것도 보지 못해서 혼나는 게 일상이었다. 분위기나 주변 상황도 제대로 알아차리지 못했다. 사실은 학교에서 수업을 거의 듣지 못했지만 성적이 좋다 보니 필자를 포함해 아무도 그것을 몰랐다. 집중만이 아니라 소리를 제대로 인식 못 하는 것도 수업을 못 듣는 원인이었을 것이다. 소리가 '들렸는데' 무슨 소리인지 해석이 안 되기도 했고, 들린 다음에 인식이 되기까지 시간이 오래 걸리기도 했다. 이런 경우는 되물어봐서 여러 번 들었지만 똑같이 인식이 안 됐다. 어쩔 수 없을 때는 이렇게 둘러댔다. "전 귀가 안 좋아요, 소리가 잘 안 들려요." 이 모든 게 부끄럽기만 했다. 어느 순간부터는 소리를 못 들어도, 이해를 못 해도 그냥 끄덕였다.

눈치도 사교성도 없어서 친구들과 어울리지 못했고 대화가 잘 통하지 않았다. 대인 관계의 간격을 재는 것이 어려워 잘 받아주는 몇 명의 친구에게는 달라붙었지만, 그 친구들 말고는 말 한마디 거는 것조차 무서웠다. TV를 안 보는 것도 사교성 저하에 한 몫을 했다. 영상은 속도를 조절할 수 없어 답답했고 어쩌다 보는 경우에도 오래 견디지 못했다. 그러다 보니 반 애들이 보는 드라마, 듣는 노래, 연예인 같은 것들을 필자만 몰랐다. 할 일을 기억 못 하고, 숙제가 뭔지 모르고, 준비물이랑 시간표를 남이 확인해 줘야 했다. 뭘 하건 제대로 하는 게

아무도 모르는 나의 ADHD

없어 엄마는 항상 긴장 상태였다. 공부 외에는 많은 것에서 열외가 되었고 넌 가만히 있는 게 돕는 거란 말을 자주 들었다. 학교 생활이 괴롭고 재미가 없다 보니 입에 지겹다는 단어가 붙어 있었다. 담임 선생님이 공부만 잘하는 부족한 아이라고 여긴다는 걸 잘 알고 있었다. 학교를 다녀온 엄마가 선생님께서 필자가 눈치가 너무 없어서 깜짝 놀라셨다는 말을 하셨다고 전해 주었기에 알 수 있었다. 필자가 이상하게 못하는 여러가지 것들은 엄마가 친구들과 통화하며 걱정하는, 한심해하는 주요 수다거리였다.

반대로 엄마가 필자에 대해 친구들에게 자랑했던 점은 책을 쉬지 않고 엄청나게 빠르게 읽는다는 것이었다. 필자는 디즈니 동화책, 재미도 없던 위인전, 책장에 꽂혀 있던 백과사전까지 뭐든 닥치는 대로 읽었다. 멀미를 하는데도 차에서 책을 보다가 토하고 혼났다. 밥 먹으면서도 책을 봤고, 외식을 나가서도 책을 읽었다. 친구가 놀자고 팔을 당기다 팔꿈치가 빠졌는데, 소리 지르며 울다가 팔꿈치가 뚝 하고 들어가니까 언제 그랬냐는 듯 다시 책을 읽었다. 재미를 느낀 책은 표지가 뜯어질 때까지 몇백 번이고 다시 읽었다. 초등학교 때는 매일 한 판타지 컴퓨터 게임 매뉴얼을 읽었고, 고학년 때 폐지함에서 주운 『반지의 제왕』은 고등학교 때까지 수백 번, 하루에 여러 번 읽는 날도 있었다. 이 부분이 눈에 띄다 보니 집중력이 좋다는 얘기를 들었지만 사실은 집중이 조절되지 않고 중독되어 있는 상태였다.

공부는 꽤 했다. 생각을 하는 속도가 남들보다 빠른 것이 필자의 강점이었다. 문제 풀이를 하면 실수가 많았지만 답이 금방 나왔다. 책을 읽으면 주변 친구들이 "너 종이만 넘기고 있냐?"라고 물을 정도로 빠르게 읽었다. 시험에서 한 번도 시간이 부족한 적이 없었다. 뭘 공부하는지도 잘 모르면서 어쨌건 시험 범위를 공부하고, 교과서를 읽고, 문제를 풀고, 남들이 한 번 할 때 서너 번 반복하면 성적이 곧잘 나왔다. 처음에는 실수로 아는 문제들을 틀리는 일이 빈번했지만 엄마가 넌 실수투성이에 맨날 빠뜨리는 애니까 세 번, 다섯 번, 열 번이라도 다시 풀라고 하셨다. 혼나고 울면서 하다 보니 어느 순간 그것을 안 울고 하고 있었다. 당연히 공부는 괴롭기만 했다. 하지만 필자는 아무것도 못하는 아이니까 공부라도 해야 했다. 친구들, 특히 공부 잘하는 친구들은 좋으면서도 미웠고, 내심 항상 이기고 싶었다. 공부를 열심히 해야 했다. 문제는 공부에만 집중을 하는 것은 불가능했다는 것이다.

(2) 공부와 중독에 갇혀 버린 소년

책으로부터 시작된 중독은 여기저기 다른 영역으로 퍼져 나갔다. 게임도 어느 정도 중독이 되었다. 초등학교 4학년부터 가끔 자는 척하다 일어나 밤새 게임을 하고 몰래 학교에 가는 일이 잦았다. 시험이 끝나면 하루 이틀 정도 허락받고 게임으로 밤을 새기도 했다. 그 외에 끝없는 갈등 끝에 엄마가 컴퓨터 전원선을 자르거나 플레이스테이션을 몰래 버리는 일 등이 있었지만, 이 정도는 중독으로 봐야 할지 개인적으로는 잘 모르겠다.

중독은 대부분 공부와 함께 찾아와 심해졌다. 밤에 학원 숙제를 할 때에는 만화책 서너 권을 책상 옆에 숨겨두었다. 공부 5분, 만화책 5분, 공부 5분, 만화책 5분. 같은 만화책을 밤새 스무 번은 읽은 다음 공부를 다 마친 새벽 4시에 기어코 두 번 더 읽고 잤다. 거기에 중학교부터는 먹을 것이 더해졌다. 평소 학원 숙제를 할 때에는 콜라 1.5리터와 과자를 옆에 끼고 시작했다. 시험 기간이 오면 커피믹스 1.5리터, 콜라 3리터에서 최대 4.5리터. 과자 양도 늘어났다. 이런 것들을 멍하게 먹고 있으면 공부에 집중할 수가 있었다. 덕분에 체중이 급증해서 여기저기 피부가 찢어지기까지 했다. 당연히 살을 빼고 싶었지만 뺄 방법도, 다른 공부법도 몰랐다. 많은 환자분들과 마찬가지로 다들 이러는 거라고 생각했고, 당연히 참아야 하는 것으로 여겼다.

어느 순간부터는 공부를 하다 자위행위를 하는 것이 시작되었다. 중학교 때부터 밤을 새는 날에는 공부하다가 수시로 자위행위를 했다. 보통 하룻밤에 최소 열 차례, 심한 날에는 몸 여기저기에 통증을 느끼며 스무 번 이상을 했다. 좋아서 한 것도 아니었고, 하면서도 너무 괴로웠다. 하지만 다들 이렇게 공부를 하겠지 생각하며 그렇게 1년에 네 번의 시험을, 중고등학교 6년간 버텼다. 고등학교 1학년 때 친한 친구한테 딱 한 번 이 말을 했다가 "너 미친 거 아니냐?"는 반응이 돌아왔고, 그제야 필자의 방식이 남들과 다르다는 걸 알았다.

높은 성적으로 유지되던 자존심은 수능 실패로 바닥을 쳤다. 어려운 문제는 맞추고 도리어 쉬운 것을 틀리는 경향은 지금 와서 보면 일종의 집중력 문제가 해결되지 않았기 때문이었던 거 같다. 이런 성향 때문에 어려워도 쉬워도 모의고사 점수는 신기할 정도로 일정했다. 문제는 그해 수능이 역대급 물수능이었고, 친구들이 30점 오를 때 필자는 그대로였다. 생각이 끊이지 않았고, 어떻게 살아야 할지 막막했다. 몇 차례 사건을 겪으며 나는 이미 죽은 사람이라는 생각으로 공부하기로 했고, 그 덕분인지 재수 학원에서 난생 처음으로 수업에 집중할 수 있었다.

재수 생활 동안에는 니코틴에 중독되었다. 쉬는 시간마다 학원 앞에서 한 번에 세 개비, 하루 두 갑이 넘는 담배를 피우면서 처음으로 수업에 집중했고, 혼자 공부할 수 있었다. 그제야 필자가 지금까지 궁금한 것이 없었다는 사실을 깨달았다. 공부를 할 때 전체의 모습을 모르다 보니 무엇을 아는 건지, 무엇을 모르는 건지 전혀 감을 잡지 못했다. 친구들이 다들 질문을 할 때 필자는 단 한 번도 무엇을 물어본 적이 없었던 것이다. 그렇게 필사적으로 공부하면서 이전까지 따로 놀던 지식들이 비로소 통합되었고, 각 지식들이 서로 유기적으로 결합되면서 뇌에서 응용이 되기 시작했다. 당시 유명한 사탐 선생님 수업을 들었는데 선생님이 매 수업마다 "야, 재수생!"이라고 부르며 가르쳐 주지 않은 어려운 내용을 수시로 질문했다. 그때마다 항상 정답을 말해서 "야, 너 재수생! 진짜 잘하네." 소리를 들은 게 재수 생활에서 가장 행복했던 기억이다. 다행히 이번에는 만족할 만한 결과를 받아 최상위권 의대에 들어간다고 들떠 있었는데, 엄청난 악필로 목표

했던 곳을 떨어지고 순천향대 의대에 입학을 했다. 수석이었지만 필자가 원했던 목표는 아니었다.

대학교에 진학해서도 다른 보조 수단이 있어야만 공부를 할 수 있었는데, 그 방법에 제동이 걸리고 말았다. 결국 할 수 있는 건 흡연밖에 없었다. 수시로 밖을 왔다 갔다 하다가 언제부터는 아예 흡연실에서 공부를 하기 시작했다. 밤새 담배를 쉴 새 없이 피우며 공부를 하다 캔커피를 마시는 일을 반복했다. 시험 기간에는 3주간 하루에 담배 세 갑, 캔커피를 하루 40캔을 마셨다. 공부 외에도 다양한 어려움이 있었다. 사람 얼굴을 구분하지 못하다 보니 선배들에게 욕도 먹었고, 게임 중독으로 잠시 성적이 급락한 일, 눈치가 없어 실습하다 온갖 욕을 다 들은 일 등 우여곡절이 있었지만 친구들의 도움을 받아가며 의대 과정을 마쳤다.

(3) 못하고, 자책을 하다가 고장나다

ADHD의 특성은 장점으로 작용하는 면도 있었다. 특히 필자는 인턴 생활을 하는 데 특화되어 있었다. 인턴을 할 때 많은 동료들이 힘들어했던 것 중 하나가 의사 같지 않은 일을 한다는 부분이었다. 이 때문에 자존심이 상한다는 동료들이 많았다. 하지만 필자는 의식적으로 생각을 하며 일을 하지 않다 보니 그런 부분에 대한 마음고생 없이 일을 할 수 있었고, 일에 대한 조급함이 심하다 보니 뭘 시키건 즉각적으로 해버렸다. 무언가 체계적으로, 차근차근 해야 하는 것을 못해서 고통스러울 때도 있었지만 인턴은 애초에 그런 일이 드물었다. 여기에 더해 필자에 대해 본능적으로 불안해했던 많은 친구들의 도움 (어떤 친구들은 지금까지도 커피조차 못 나르게 한다)을 받으면서 인턴 성적으로 1등을 받았다. 표현을 안 하려 했지만 속으로 얼마나 기뻤는지 모른다.

하지만 정말 어쩔 수 없이 선택했던 정신과(좋아서 선택한 게 아니라 선택지가 없었다)는 필자와 따로 노는 느낌이었다. 애초에 필자의 능력, 필자의 ADHD 특성들로 인해 선택할 수 있는 과가 없었다. 미세운동에 문제가 있었고, 시각적으로는 차이를 인지하는 게 안 되었다. 이렇게 저렇게 다 빼고 나니 선택지가 정신과밖에 없었다. 사실 그것도 상당히 안 맞는 선택이었다는 것을 그때는 알 수가 없었다. 정신과가 생각을 필요로 한다는 것을 모르는 게 아니라, 필자가 생각을 안 하는 상태로 행동한다는 것을 몰랐던 것이다.

정신과 수련은 고통 그 자체였다. 상담을 할 때 무엇을 물어보고, 들은 것에 대해 어떻게 생각하고, 무슨 말을 해야 하는지를 도무지 알수가 없었다. 교수님들, 선배들의 다양한 설명을 들었지만, 머릿속에 아무것도 남지 않고 혼란만 생길 뿐이었다. 질문을 하면 대답을 해주시겠지만 무엇을 모르는지도 몰랐기 때문에 질문조차 떠오르지 않았다. "아무것도 모르겠어요"라고 말할 수는 없는 노릇이었다. 정신과 이전까지는 여러 과목 중 한 가지에 문제를 겪었다면, 수련의 때는 모든 것이 뒤엉킨 혼돈 그 자체였다. 거기에 더해 그때 새롭게 알게 된 것이 있는데, 다른 사람들은 의식적으로 생각을 하면서 말을 하지만 필자는 의식을 거치지 않고 '오토파일럿'으로 말이 나간다는 사실이 었다. 그러다 보니 가끔은 의사소통 자체가 잘 되지 않았다. 정신과 의사로서 최소한의 기능이라도 하려면 무조건 바꿔 갈 수밖에 없었지만, 사실은 노력만으로 고쳐 나갈 게 아니라 약을 복용하며 천천히 개선했어야 하는 일이었다. 하지만 그때는 아무도 그걸 알 수가 없었다. 몇 달간의 시간이 지나며 점점 집중은 안 되고, 밤새 딴짓을 하며 불안 증상으로 흉통이 심하게 발생해 가슴을 몰래 쾅쾅 쳐 대며 다녔다. 가슴 통증은 중고등학교 때부터 수시로 겪었기에 이전부터 심리적인 부분과 연관이 있다는 것을 알고 있어 익숙했지만, 당시의 통증은 이전과 차원이 달랐다.

그리고 점차 평소와는 다른 행동을 보이기 시작했다. 의식과 충동이 조절되지 않아 선배 앞에서 업무 시간에 게임을 켜는 비상식적인 행동을 해 엄청난 질책을 받았지만, 이런 일이 왜 발생한 건지 스스로도 이해하지 못했다. 언제부턴가 이해하기 어려운 거짓말들이 입에서 나오기도 했다. 이해하기 어려운 거짓말, 금세 들킬 수밖에 없는 거짓말들이 수도꼭지 틀어 놓은 것처럼 조절되지 않고 시도 때도 없이 쏟아져 나왔다. 각성에도 문제가 생겨 절대 졸면 안 되는 상황에서도 교수님 앞에서 1시간 내내 졸았다. 아침에 2+1 커피를 마신 후 몸 여기저기를 꼬집고 펜으로 허벅지를 찔러도 견딜 수 없었다. 서 있으면서도 졸음이 몰려와 휘청거렸다. 이러한 것들에 대해 어떤 성격적 결함이 있어서 그런 건지 어설프게 분석당했다. 그리고 스스로도 이해할 수 없는 행동을 하며 스스로를 모르게 되었으니, 그런 성격적 문제가 있다고 스스로 생각하게 되었다. 항우울제를 복용하면서 약간이나마 나아졌지만 1년 이상 의사로 제대로 기능하지 못했다. 한 달간 씻지도 않고 폭식을 반복해 순식간에 20㎏이 찌는 일도 있었다. 해야 할 일은 미루고, 할 일은 못 하고, 흉통은 수시로 발생하고, 감정 조절은 되지 않았다. 모든 게 엉망이었다.

가족, 좋은 친구들과 후배들, 교수님들의 도움을 받아 다행히 점차 나아져 나갔다. 하지만 수시로 이때의 기억이 도져 왔다.

(4) 39년 만에 ADHD임을 확인하게 되다

이 외에도 오랫동안 ADHD와 직간접적으로 연관되어 다양한 고통을 받았다. 만성적인 근긴장과 통증으로 고생을 해왔다. 턱 근육이 긴장 때문에 항상 아팠고, 치아 신경이 눌려 있다는 말을 치과에 갈 때마다 들었으며, 멀쩡한 이빨이 하나 없었다. 몸의 근육이 항시 긴장되어 있다 보니 통증이 자주 있었고 특히 머리, 목과 어깨의 통증이 심했다. 이런 통증들에 괴로웠음에도 이상이 있다고 느끼지도 못했다. 가끔은 밤에 다리가 가려워 긁어도 시원한 느낌이 들지 않고 다리 내부가 가려운 느낌이 들었다. 이런 날은 잠들기 힘들었다. 한번은 뇌의 회로가 잘못 이어진 것처럼 몸 특정 부위가 부러지는 생각이 며칠간 멈추지 않아 약을 복용하기도 했다. 공허함을 이기지 못해 연애에 집착했고, 이 때문에 생활에 지장이 생길 정도였다. 공부를 무작정 했지만, 체계적인 지식 습득에 어려움이 있어 전혀 이해하지 못한 채로 무턱대고 외우는 일들이 종종 있었다. 늦지 않는 것에 집착하고 나갈 시간까지 집에서 기다리지를 못해 약속 시간에 지나치게 일찍, 1시간 반씩이나 먼저 나가서 혼자 돌아다녔다. 소리에 지나치게 예민하고 둔감해 양쪽으로 다 어려움이 있었다. 계획이 갑자기 바뀌는 것에 취약하고 스트레스를 받아 다툼이 일어나기도 했다. 그리고 최근 몇 년간 가장 큰 고통을 받았던 것은 자녀와의 감정적인 부분이었다.

병원을 개원하고 스스로가 ADHD라는 확신이 들면서 약을 복용하기 시작했다. 큰 기대 없이 느낌이 어떤가 하고 말이다. 약의 효과는 은근해서 찾기 어려우면서도 장기적으로 보면 너무나도 뚜렷했고, 스스로 인지하지 못하던 고통의 원인을 찾을 수 있도록 도와주었다. 약물은 필자가 어떤 것을 훨씬 잘하도록 만들어 주지는 않았다. 스스로를 조절하도록 도와주고, 필자가 노력할 수 있도록 해줬다. 약 없이 할 수 있을 것 같으면서도 이전까지 시도조차 못 했던 것들을 시도할 수 있었다. 필자 뿐만이 아니라 가족들도 약의 효과를 크게 체감했고, 가족 관계가 많이 바뀌었다.

그러면서 ADHD 진단 기준에 대해 다시 생각하게 되었다. 최소한 현재의 필자는 절대 ADHD 진단 기준에 부합하지 않는다. 약물의 효과가 크다고 느꼈음에도 주의력 부분은 거의 변화가 없다. 애초에 현재는 주의력에 문제가 있는지 매우 불명확하다. 주의력 검사인 CAT

와 CNSVS를 병원에 처음 들여놓을 때 가장 먼저 스스로를 검사해 봤는데, 결과는 정상이거나 정상보다 우수한 수준이었다. 그럼에도 불구하고 ADHD로 인해 힘든 부분은 여전히 남아 있었고, 약을 복용하기 전까지는 스스로 인지조차 하지 못하고 있었다.

앞서 사례를 들었던 P를 포함한 많은 환자들, 그리고 필자와 같이 약물의 치료가 필수적이지만 현행 기준과 현재의 ADHD에 대한 인식으로는 진단과 치료가 불가능한 사람들이 많다. 수개월간 우울증이 나아지지 않은 청년들부터 50년간 항상 고통스러웠고 20년간의 정신과 치료에 효과를 본 적이 없다는 중장년까지. 분명히 몇 년 안에는 조금이라도 진단 기준이 변경되리라 생각한다. 하지만 제대로 교육하고 활용이 되기까지는 한참 걸릴 것이고, ADHD에 대한 사회적 편견을 고쳐 나가는 데에도 훨씬 많은 시간이 소요될 것이다. 정말 답답한 상황이다. 지식으로나 경험으로 대학 교수님들이 ADHD에 대해 훨씬 많이 알겠지만, 일반인 대상으로 낸 책들을 보면 진단 기준에서 벗어나는 부분은 거의 없는 것 같다. 유명한 정신과 유튜버들은 정말 재미있게, 많은 사람들이 친근감을 느끼며 이해하도록 설명하지만 역시 일정 범위 내의 설명만 이루어진다. 물론 이게 잘못이라는 것이 절대 아니다. 하지만 이 부분에 대해 문제 제기를 하고 목소리를 크게 내주는 사람이 아직 국내에는 별로 없는 것 같다.

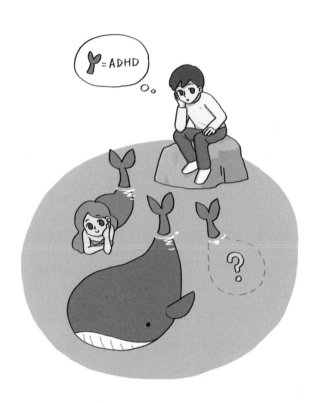

제3장

진단 기준과 선별 검사, 하지만 수많은 증상들

우울하다면, 불안하다면, 잠을 못 잔다면, 이유 모르는 고통이 나아지지가 않는다면 다른 방향으로 생각해 보기 위한 시작점이 진단 기준, 선별 검사, 그리고 아직 부실한, 자체 제작 선별 검사이다.

나도 과연 ADHD가 아닐까? 여기까지 책을 읽은 독자라면 많은 부분에서 마치 자신의 이야기를 하는 것 같은 착각이 들 정도로 유사한 증상들을 발견할 것이다. 현행 진단 기준에 맞는 뚜렷한 ADHD, 소아에서 진단되어 온 전형적인 ADHD는 그 여부를 구별하는 것이 어렵지 않다. 하지만 현행 진단 기준에 맞지 않는 경미한 ADHD, 많은 수의 성인 ADHD는 어떤 특이하고 두드러진 증상이 있기보다는 누구나 겪을 수 있는 그런 어려움을 조금 더 많이, 다양하게, 자주 겪는 정도일 수 있다. 구별이 매우 어려울 수밖에 없다.

대부분의 ADHD 증상은 누구나 일시적으로 겪을 수 있다. ADHD가 주로 어려움을 겪는 '실행 기능'은 육체적, 정신적 스트레스에 가장 취약한 기능이고, 누구나 상태가 안 좋다면 해당 기능의 저하로 인한 증상이 발생할 수 있기 때문이다. 잠을 못 잤을 때 꾸벅꾸벅 졸거나 집중이 어려운 건 정상적인 반응일 것이다. 걱정할 만한 일로 불안해지는 것 역시 정상일 것이다. 하지만 사소한 일에 필요 이상의 걱정이 반복된다면, 생각이 끊이지 않아 걱정을 떨칠 수 없다면, 이유도 없이 항시 불안하고 긴장이 된다면 이는 증상으로 보아야 할 것이다. 이번 장에서 제시하는 증상들을 한두 가지 가지고 있다 해서, 그리고 몇 차례 발생했다고 해서 성인 ADHD로 단정할 수 없는 이유가 여기에 있다.

(1) DSM-5 진단 기준에 대해서

정신과의 ADHD 공식 진단 기준은 DSM-5에 제시되어 있는데, 이는 다음과 같다.

A.

1 또는 2와 같은 특징을 가진 부주의, 또는 과잉행동-충동성의 지속적인 패턴이 기능이나 발달을 저해한다.

1. 부주의: 다음 증상들 중 6가지(또는 그 이상)가 발달 수준에 적합하지 않고, 사회적 활동과 학업적/작업적 활동에 직접적으로 부정적인 영향을 미칠 정도로 적어도 6개월 동안 지속된다.

*주의: 증상이 과제나 교수를 이해하는 데 있어 단지 적대적 행동, 반항, 적개심 또는 실패를 표현하는 것이 아니다. 청소년과 성인(17세 이상)에게는 적어도 5가지 증상이

요구된다.

a. 흔히 세부적인 면에 대해 면밀한 주의를 기울이지 못하거나, 학업, 직업, 또는 다른 활동에서 부주의한 실수를 저지른다.

b. 흔히 일 또는 놀이를 할 때 지속적인 주의 집중에 어려움이 있다.

c. 흔히 다른 사람이 직접적으로 말을 할 때 경청하지 않는 것처럼 보인다.

d. 흔히 지시를 따르지 못하고, 학업, 잡일, 또는 직장에서의 임무를 수행하지 못한다.

e. 흔히 과업과 활동 조직에 어려움이 있다.

f. 흔히 지속적인 정신적 노력을 요하는 과업에의 참여를 피하고, 싫어하고, 저항한다.

g. 흔히 과제나 활동에 필요한 물건들을 분실한다.

h. 흔히 외부 자극에 의해 쉽게 산만해진다.

i. 흔히 일상 활동에서 잘 잊어버린다.

2. 과잉행동-충동성: 다음 증상들 중 6가지(또는 그 이상)가 발달 수준에 적합하지 않고, 사회적 활동과 학업적/직업적 활동에 직접적으로 부정적인 영향을 미칠 정도로 적어도 6개월 동안 지속된다.

*주의: 증상이 과제나 교수를 이해하는 데 있어 단지 적대적 행동, 반항, 적개심, 또는 실패를 표현하는 것이 아니다. 청소년과 성인(17세 이상)에게는 적어도 5가지 증상이 요구된다.

a. 흔히 손발을 가만히 두지 못하거나 의자에 앉아서도 몸을 움직거린다.

b. 흔히 앉아 있도록 기대되는 교실이나 기타 상황에서 자리를 뜬다.

c. 흔히 부적절한 상황에서 지나치게 뛰어다니거나 기어오른다.

d. 흔히 여가 활동에 조용히 참여하거나 놀지 못한다.

e. 흔히 끊임없이 움직이거나 마치 자동차에 쫓기는 것처럼 행동한다.

f. 흔히 지나치게 수다스럽게 말한다.

g. 흔히 질문이 채 끝나기 전에 성급하게 대답한다.

h. 흔히 차례를 기다리지 못한다.

i. 흔히 다른 사람의 활동을 방해하고 간섭한다.

아무도 모르는 나의 ADHD

B.

몇몇 부주의 또는 과잉행동-충동 증상이 만 12세 이전에 나타난다.

C.

몇몇 부주의 또는 과잉행동-충동 증상이 두 가지 이상의 장면에서 나타난다.

D.

증상이 사회, 학업, 또는 직업 기능에 방해를 받거나 질적으로 감소하는 명백한 증거가 있다.

E.

증상이 조현병 또는 기타 정신증 장애의 경과 중에만 발생하지 않으며 다른 정신장애에 의해 더 잘 설명되지 않는다.

DSM-5는 ADHD를 다시 세 가지 하위 유형으로 분류하고 있다. 지난 6개월 동안 진단 기준 A1과 A2를 모두 충족시키는 경우에는 복합형 ADHD, 지난 6개월 동안 진단 기준 A1은 충족시키지만 A2는 충족시키지 못한 경우에는 주의력 결핍 우세형 ADHD, 지난 6개월 동안 진단 기준 A2는 충족시키지만 A1은 충족시키지 못한 경우에는 과잉행동-충동 우세형 ADHD로 진단할 수 있게 구성하였다. 이어 각 ADHD 유형의 세부적인 심도에 따라서도 경도와 중등도, 고도로 나누었는데, 경도mild는 현재 진단을 충족하는 수준을 초과하는 증상이 거의 없고 증상으로 인한 사회와 학업 및 직업 기능의 손상이 경미한 경우로 한정하며, 고도severe는 진단을 충족하는 수준을 초과하는 다양한 증상 또는 심각한 증상으로 사회활동이나 기억 기능에 뚜렷한 손상을 야기하는 경우에 한한다. 중등도moderate는 증상 또는 기능 손

상이 경도와 고도 사이에 있을 때로 정한다.

ADHD 진단 기준으로만 한정할 때 DSM-5와 DSM-IV 간의 눈에 띄는 차이점은 무엇보다 성인 ADHD의 진단 기준이 이전보다 완화되었다는 점이다. 이전 DSM-IV의 진단 기준에는 '소아기에 주로 진단되는 질환'으로 분류되어 있던 ADHD가 DSM-5에 와서는 '신경발달장애neurodevelopmental disorders'라는 개념적 분류로 넓어졌다. 이전 DSM-IV이 기능장애가 나타나는 연령을 7세 전으로 제한했던 것에 비해, DSM-5는 기능장애와 관계없이 12세 이전에 몇 가지 증상만 보이면 된다고 함으로써 기능장애가 성인기에 시작되더라도 ADHD 진단이 가능하도록 기준의 외연을 넓혀준 셈이다.

물론 현재까지 DSM-5이 제시하는 진단 기준을 사용한 성인 ADHD 진단이 정확한지는 여전히 논란이 있다. 12세 이전부터 증상이 있어야 한다는 기준이 대표적인데, 이유는 환경에 따라 증상의 양상과 발현이 변할 수 있는 ADHD의 특성상 경미한 경우에는 소아청소년기에 증상이 거의 확인되지 않을 수 있기 때문이다. 진단 기준이 엄격한 만큼 일단 진단을 받은 경우에는 ADHD 가능성이 매우 높다는 특징이 있겠지만, 진단을 받지 못했다 해도 절대 ADHD가 아니라고 이야기할 수는 없는 이유가 여기에 있다.

(2) 성인용 ADHD 자가보고 척도 증상 체크리스트 v.1.1

현재 병원에서 가장 흔히 활용되는 성인용 ADHD 자가보고 척도 증상 체크리스트ASRS v1.1은 DSM-5가 나오기 전 DSM-IV-TR의 진단 기준을 기반으로 임상가와 환자 사이의 원활한 의사소통과 ADHD의 명확한 진단을 돕기 위해 개발되었다. 세계보건기구WHO와 레나드 아들러Lenard Adler를 비롯한 정신과 의사, 연구자들로 구성된 성인 ADHD 워크 그룹이 개발에 참여했다. 체크리스트는 전체적으로 18개의 문항으로 구성되어 있어, 이는 다시 목적에 따라 파트 A와 파트 B로 나뉜다. 파트 A의 6개 문항은 ADHD 여부를 가장 잘 예측하는 문항들로 이 중 4개 이상이 어두운 부분(음영)에 해당하는 경우 성인 ADHD의 가능성이 있다고 본다. 이 외 파트 B의 12개 문항은 증상을 더 자세히 확인하기 위한 보조적인 부분이다.

독자들은 ASRS v1.1을 통해 성인 ADHD의 여부를 확인할 수 있다. 이 과정을 통해 좀 더 심층적인 임상 면접이 필요한지 여부도 알 수 있다. 파트 A를 채점할 때, 검게 칠해진 부분에 표시한 문항 수가 4개 이상이면 성인 ADHD일 가능성이 매우 높으며, 전문의에 의한 추가적인 평가가 필요하다. 파트 B의 점수는 환자 증상에 대한 추가 단서를 제공해 주며, 전문의로 하여금 좀 더 정밀한 탐색을 가능하게 해 준다. ADHD를 가장 잘 예측해 주는 것은 파트 A의 문항들이며, 선별 도구로 사용하기에 제일 적합하다.

	아래의 질문을 읽고 오른쪽 평가 기준에 맞춰 답하십시오. 답하실 때에는 지난 6개월 동안 귀하가 어떻게 느끼고 행동했는지 가장 잘 설명하는 칸에 X표 하십시오.	전혀 그렇지 않다	드물게 그렇다	약간 혹은 가끔 그렇다	자주 그렇다	매우 자주 그렇다
1	어떤 일의 어려운 부분은 끝내 놓고, 그 일을 마무리를 짓지 못해 곤란을 겪은 적이 있습니까?					
2	체계가 필요한 일을 해야 할 때 순서대로 진행하기 어려운 경우가 있습니까?					
3	약속이나 해야 할 일을 잊어버려 곤란을 겪은 적이 있습니까?					
4	골치 아픈 일은 피하거나 미루는 경우가 있습니까?					
5	오래 앉아 있을 때, 손을 만지작거리거나 발을 꼼지락거리는 경우가 있습니까?					
6	마치 모터가 달린 것처럼, 과도하게 혹은 멈출 수 없이 활동을 하는 경우가 있습니까?					

파트A

7	지루하고 어려운 일을 할 때, 부주의해서 실수를 하는 경우가 있습니까?					
8	지루하고 반복적인 일을 할 때, 주의 집중이 힘든 경우가 있습니까?					
9	대화 중, 특히 상대방이 당신에게 직접적으로 말하고 있을 때에도 집중하기 힘든 경우가 있습니까?					
10	집이나 직장에서 물건을 엉뚱한 곳에 두거나 어디에 두었는지 찾기 어려운 경우가 있습니까?					
11	주변에서 벌어지는 일이나 소음 때문에 주의가 산만해지는 경우가 있습니까?					
12	회의나 다른 사회적 상황에서 계속 앉아 있어야 함에도 잠깐씩 자리를 뜨는 경우가 있습니까?					

아무도 모르는 나의 ADHD

아래의 질문을 읽고 오른쪽 평가 기준에 맞춰 답하십시오. 답하실 때에는 지난 6개월 동안 귀하가 어떻게 느끼고 행동했는지 가장 잘 설명하는 칸에 X표 하십시오.	전혀 그렇지 않다	드물게 그렇다	약간 혹은 가끔 그렇다	자주 그렇다	매우 자주 그렇다
13 안절부절못하거나 조바심하는 경우가 있습니까?				▨	▨
14 혼자 쉬고 있을 때, 긴장을 풀거나 마음을 편하게 갖기 어려운 경우가 있습니까?				▨	▨
15 사회적 상황에서 나 혼자 말을 너무 많이 한다고 느끼는 경우가 있습니까?			▨	▨	▨
16 대화 도중 상대방이 말을 끝내기 전에 끼어들어 상대방의 말을 끊는 경우가 있습니까?			▨	▨	
17 차례를 지켜야 하는 상황에서 자신의 차례를 기다리는 것이 어려운 경우가 있습니까?			▨	▨	
18 다른 사람이 바쁘게 일할 때, 방해되는 행동을 하는 경우가 있습니까?		▨	▨	▨	

파트B

(3) Margm 성인 ADHD 자가보고 체크리스트 1.0

위의 진단 기준과 선별 검사는 공식적으로 신뢰성이 입증되어 있다. 하지만 둘 다, 특히 진단 기준은 소아에서 발견되는 ADHD를 기준으로 만들어져 있으며 성인에게 적합한지는 의문스럽다. ADHD를 주의력, 과잉행동, 그리고 '급한 성격' 중심의 문제로 생각하였을 때의 기준이며 수년 안에 많은 변화가 일어날 것으로 예상하고 있다. 이에 개인적인 진료 경험에 따라 만든 간단한 선별 설문을 첨부하였다. 어디까지나 '선별'을 위한 설문으로 다양한 영역의 증상을 확인할 수 있도록 설계하였다. 증상들은 다수의 환자에게 확인이 되었고, 일부 예외를 제외하고는 대부분 문헌에서 ADHD의 증상으로 여겨지거나 ADHD에서 발생률이 뚜렷하게 높은 관련 특성들을 넣었다. 설문 기준에 해당한다 해서 ADHD인 것은 아니며, ADHD 가능성을 의심해보기 위한 기본적인 설문으로 여겨 주셨으면 한다. 설문에 해당되고 이로 인한 어려움을 겪고 있다면, 또는 설문에 해당되면서 장기간 원인 불명의 고통을 겪고 있다면 전문의를 찾아 자세한 면담과 추가적인 검사를 통해 ADHD 여부의 확인을 권유한다. 각 영역에 대해서는 뒤에서 자세히 설명하겠다.

아래 제시된 증상들을 읽고 지난 6개월간 나에게 지속되고 있거나, 빈번하게 반복되는 경우에 체크하여 주십시오. A항목에서 3가지 이상에 해당되거나, A항목과 B항목에서 모두 2가지 이상에 해당되는 경우 진료를 고려해 주십시오.	예	아니오
A항목: 1가지 이상에 해당될 경우 체크하십시오.		
1 집중력 조절이 어렵다. — 나도 모르게 딴짓을 하는 게 반복된다. — 한 가지를 꾸준히 하는 게 어렵다. 마무리가 어렵다. — 흥미가 없거나 지루한 일을 하는 게 불가능하거나, 감정적/신체적으로 매우 괴롭다. — 부주의한 실수가 잦다. — 집중을 하면 다른 것에 신경을 전혀 쓰지 못한다. 지나치게 오래 집중한다.	☐	☐
2 생각의 조절이 어렵다. — 생각이 멈춰지지 않거나 너무 많아 생활에 방해가 된다. — 원치 않는 생각이 반복되어 고통스럽다. — 잘 때 생각을 줄이기 위해 자극(영상이나 음악 등)이 필요하다. — 생각을 바꾸는 게 매우 괴롭다. 계획을 달성하지 못하거나 중간에 바뀌는 것이 고통스럽다. — 생각이 항시 극단적이다. 중간 단계가 없다.	☐	☐
3 감정의 조절이 어렵다. — 우울, 슬픔, 외로움, 공허한 감정을 자주 느껴 괴롭다. — 화를 조절하는 것이 자주 어렵다. — 감정이 자주 바뀐다. 작은 자극에도 영향을 크게 받는다. — 항시 불안, 긴장이 되어 있다. 항상 걱정을 한다.	☐	☐
4 충동과 의욕의 조절이 어렵다. — 참을 때 감정적, 신체적 불편감이 발생한다. 기다리는 것이 매우 힘들다. — 생각이 들면 행동으로 옮기는 것을 참는 것이 매우 힘들다. — 폭식, 쇼핑, 성욕, 머리카락 뽑기, 입술이나 피부 뜯기, 성욕, 자해, 거짓말 등 참기 힘든 충동, 습관이나 행동이 있다. — 해야 하는 일을 시작하지 못하고 미룬다. 시작하지 못한다. — 멈출 수 없어 문제가 된다. 잘 중독이 된다.	☐	☐

B항목: 1가지 이상에 해당될 경우 체크, 기타 항목은 3가지 이상 해당될 경우 체크하십시오.

1	일과 휴식의 조절이 어렵다. — 장기간 휴식을 거의 취하지 않거나 자는 시간을 줄여 가며 일을 한다. — 휴식, 생산적인 일을 안 하는 것이 불안하거나 죄책감이 든다. — 계획을 과도하게 세워 지키지 못하는 일이 반복된다.	☐	☐
2	일을 할 때 체계적으로 하는 것이 어렵다. — 무엇부터 해야 할지 우선순위를 정하지 못한다. — 일하는 방식이 즉흥적, 충동적이고 정리가 잘 되지 않는다. — 계획을 세우는 게 매우 어렵다. 계획이 거의 지켜지지 않는다.	☐	☐
3	완벽주의적 성향이 강하다. — 완벽주의적인 성향으로 일을 하는 것이 비효율적이고 고통스럽다. — 완벽하게 해내기 어려운 일은 시작하지도 못한다. — 완벽하게 못할까 불안하고, 실수에 대해 과도하게 확인한다. — 규칙, 정당성을 지나치게 중시한다.	☐	☐
4	수면, 각성의 조절이 어렵다. — 잠드는 것이 힘들거나, 중간 혹은 지나치게 일찍 깬다. — 잠들기 전 다리나 다른 신체 부위에 불편감(저림, 아픔, 가려움)이 있다. — 지나치게 오래 자는 경우가 자주 있다. — 낮에 졸음을 조절하는 것이 매우 어렵다. 기면증 진단을 받았다.	☐	☐

아무도 모르는 나의 ADHD

제4장

ADHD에 대한 오해, 편견, 그리고 고정 관념

ADHD가 집중을 잘할 수도 있다는 것은 사실 상당수의 정신과 의사들도 모른다. 정신과 의사들 중에는 ADHD가 없다고 하는 이들도 있다.

ADHD는 '집중을 못 하는 소아'라는 개념에서 시작되었다. 눈에 잘 띄는, 어쩌면 가장 심했던 사람들의 공통점을 찾아 진단하고 치료해 왔던 것이다. 오늘날의 ADHD는 보다 넓은, 어쩌면 완전히 다른 개념으로 변화해 가고 있다. 하지만 길지 않은 ADHD의 역사에서 대부분을 차지해 왔던 이 초기 개념은 고정 관념으로 변해 오해를 낳고 이해, 진단, 치료를 방해하고 있다. 이번 장에서는 ADHD와 관련된 몇몇 고정 관념들에 대해 이야기해 보고자 한다.

(1) ADHD는 실재하는 병일까?

ADHD가 실재한다는 것은 확실하다. 많은 연구에서 뇌의 공통적인 특성들이 확인되었다.

ADHD의 진단은 임상 소견, 즉 증상에 대한 확인으로 이루어지나, 뇌 영상 검사와 뇌파 등에서 공통적으로 발견되는 소견이 있어 객관적으로 확인되었다고 볼 수 있다. 하지만 비교적 새로운 개념, 변해 가는 개념인 데다, 정신과 의사들의 의견이 대립하며 혼란스럽다 보니 정신과 의사들 중 ADHD 자체가 실재하지 않으며 약을 판매하기 위한 다국적 회사의 음모라고까지 이야기하는 사람도 있다. 미국의 유명 소아정신과 의사인 레온 아이젠버그Leon Eisenberg는 1970년대 ADHD의 초기 개념을 만들고 연구하였음에도 불구하고, 1990년대 이후에는 ADHD는 과잉 진단, 과잉 치료되고 있다고 이야기하며 심지어 '허구적 질병'이라고까지 이야기했다.

거듭 말하지만 ADHD가 실재한다는 것은 분명히 확인되었다. 이는 유전자 관련 연구, 뇌 영상 연구, 길게는 25년간 ADHD 환자들을 관찰한 종단 연구 등에서 검증이 되어 왔다. 그럼에도 여전히 ADHD에 대한 의구심이 반복되는 이유는 객관적으로 확진하기 위한 방법이 아직 부재하고, 학자들마다 이야기하는 것이 다르며, 개념이 계속 변해 가기 때문이다. 여기에 더해 의학은 사람의 건강을 다루는 학문이다 보니 보수적인 경향을 띤다는 것도 한 몫 할 것이다. 교과서로 사용되는 수준의 책들은 최소 수년이 지난 지식을 가르칠 수밖에 없고, 논란이 있는 부분을 개별적으로 자세히 언급하기 어렵다. 정신과학을 포함한 의학은 연구 범위가 상상 이상으로 방대하다 보니 연구를 적극적으로 찾아보지 않는 한 최신 지식을 알기가 상당히 어렵다. 미국의 ADHD 관련 유명 잡지이자 커뮤니티인 『ADDitude』는 성인을 주로 진료하는 정신과 의사들 중 ADHD에 대해 제대로 수련받지 못했다고 한 이들이 93%에 달한다고 한다. 국내와 환경이 다르고 수치가 과장되었을 수 있음을 감안해야겠지만, 그만큼 ADHD는 최신 개념이고, 지금도 하루가 다르게 새로운 연구 성과와 의료 정보들이 쏟아져 나오는 분야라고 할 수 있다.

누구나 실제로 겪어 보지 않은 일을 이해하기는 어렵다. 특히 머리속의 일은 겉으로 드러나지 않다보니, 파악조차 하기 어렵다. 그러니 그것으로 오는 고통 또한 대수롭지 않게 여긴다. ADHD에 대한 의구심은 이 영향도 있을 것이다. ADHD에 대해 많은 경험이 있는 의사라도 실제 본인이 겪는 경우가 아니라면 이해가 어려울 수 있으며, 심지어 스스로 ADHD가 있는 경우에도 워낙 넓고 방대한 특성이다 보니 자신에게 없는 특성들에 대해서는 공감이 어렵다.

(2) ADHD는 꼭 치료가 필요할까?

ADHD는 무조건, 항상 치료가 필요한 것이 아니다. ADHD로 인해 힘들 때 치료가 필요하다.

정신과에서는 공식적으로는 ADHD를 '신경발달장애neurodevelopmental disorder', 뇌와 신경계의 발달 과정 이상으로 본다. 이와 연관된 뚜렷한 공통적 특성, 즉 진단 기준에 합당하며 학습, 대인 관계, 직업적으로 뚜렷한 어려움을 겪는 경우 진단을 내린다. 즉 진단 기준에는 이미 일상생활에서 어려움을 겪는다는 것, 치료가 필요하다는 것이 어느 정도 전제되어 있다. 그러나 ADHD로 인한 어려움이 환경과 상황에 따라 달라진다는 것은 잘 알려진 사실이다. 모든 사람이 반드시 치료를 받아야 한다는 게 아니라는 것이 점차 알려지고 있다. 여기에서 혼란이 발생한다. ADHD라는 용어와 고정 관념, 의학의 발전 과정에서 발생하는 혼란이라고 생각한다.

이 책에서 이야기하고자 하는 관점은 ADHD는 신경발달장애가 아니며 일종의 특성, 성격 또는 능력으로 보아야 한다는 것이다. 평균에서 벗어난 특성이기에 다양한 어려움을 겪을 수 있으나 특성과 상태에 따라서는 동일한 환경에서도 힘들지 않게 지낼 수 있으며, 환경과 특성이 잘 맞는다면 강점으로 작용할 것이다. 하지만 이전까지 ADHD로 인한 어려움이 없던 사람이라도 환경의 변화로, 스트레스로, 어떠한 어려움을 겪는 경우라면 약물 치료를 포함해 적극적인 치료를 받는 것이 정신적, 신체적으로 건강을 유지하는 데 도움이 될 수 있다.

(3) ADHD는 어른에게도 일어날 수 있을까?

ADHD는 어른에게 발생하는 것이 아니라 태생적으로 타고나는 것이다. 환경과 상태의 변화에 따라 어려움이 갑자기 발생한 것처럼 보일 뿐이다.

ADHD는 이전에 소아기에만 존재하다 성인이 되면 호전된다고 보았고, 이에 성인 ADHD라는 용어 자체가 낯설어 혼란이 발생한다. 현재 알려진 사실은 ADHD의 특성들이 성인기에 일부 호전, 완화될 수 있지만 상당 부분 지속된다는 것이다. 지속적으로 ADHD를 가지고 있으나 능력에 맞는 환경에서는 어려움을 겪지 않다가, 환경의 변화가 발생하면서 또는 상태의 변화가 나타나면서 갑자기 어려움을 겪을 수 있다.

초등학교, 중학교, 고등학교로 진학함에 따라 학습 내용이 심화되기에 ADHD가 겪는 어려움이 달라질 수 있다. 또한 대인 관계의 양상이 바뀌고 갈등에 예민해지기 때문에 새로운 어려움을 겪을 수도 있다. 대학교에 진학을 하면서 큰 환경적 변화가 발생하는데, 나를 보조해 주던 부모님, 선생님의 영향이 약화되고, 대인 관계의 난이도가 확연하게 올라가며 학업적으로도 더 다양하고 난이도가 높은 내용을 배운다. 이 때문에 고등학교 때까지 ADHD로 인한 어려움이 없더라도 대학교에 진학, 또는 졸업을 앞두며 어려움을 겪을 수 있다. 이후의 변화는 사람마다 천차만별이나 대학원에 진학하며, 취직을 하며, 이직을 하며, 결혼을 하며 ADHD의 특성으로 인한 어려움이 갑자기 발생할 수 있을 것이다. 우울증의 발생도 어려움의 원인이 될 수 있는데, 우울증으로 인한 인지 기능의 저하는 회복된 후에도 지속될 수 있기 때문이다.

(4) ADHD는 유전적 요인일까, 환경적 요인일까?

유전적 요인이 대부분을 차지하는 것으로 보이며 임신 중 독성 물질이 약간의 영향을 줄 수 있다.

우선 강조하고 싶은 것은, ADHD를 어떤 질환으로 보지 않고 능력 또는 성격으로 보았으면 한다는 것이며, 높은 유전성에 대해 '성격이 닮는다' 정도로 이해를 했으면 한다.

쌍둥이 연구에서는 ADHD의 유전성이 약 80%를 웃돈다 정신과 질환 중 가장 높은 축에 속한다. 몇몇 연구들을 보면 ADHD인 형제가 있는 경우 ADHD의 비율이 5배 가량 높으며, ADHD인 자녀가 있는 경우 부모는 일반 인구보다 ADHD 비율이 23배 높았다. 부부 중 한

명이 ADHD가 있는 경우 ADHD의 비율이 10배, 두 명 모두 있는 경우 30배 높아지는 것으로 연구되었다. 유전자가 절대적으로 높은 영향을 미친다고 볼 수 있다.

따라서 이 부분에 대해 사족을 달자면 ADHD의 유전성이 절대적인 능력, 성취와 연관이 있는 것은 아니라는 것이다. 필자의 ADHD 유전자는 외가 쪽에서 뚜렷하게 내려온다. 외조부님께서는 다혈질로 유명했던 분으로, 지금 와서 생각해 보면 특성이 뚜렷하시나 매우 성취가 높은 분이셨다. 모친께서는 특성을 약간 가지고 있으나 대인 관계 기능이 매우 우수하고, 일반적으로 ADHD로 여길 만한 부분은 별로 없다. 이러한 ADHD 유전자는 필자에게서 뚜렷하게 나타났으며, 어린 시절 스스로 알기 어려웠던 고통들을 겪어야 했다. 분명히 유전의 가능성이 높으나, 그것이 기능 저하 또는 고통과 절대적 연관성이 없다는 것을 이야기하고 싶다.

그 밖의 환경적 요인으로는 임신 중 흡연, 음주 같은 산모의 독성 물질 노출이 ADHD의 발생 위험성을 낮게는 1.3배에서 2.8배까지도 높인다 하나, 현행 ADHD의 진단에 어려움이 있을 수 있다는 것을 감안한다면 이보다 영향이 낮을 수도 있다. 산모가 진단되지 않은 ADHD일 가능성도 고려해 봐야 하기 때문이다. 그 이외의 환경적 요인, 아이의 음식 섭취, 양육 방식 등은 ADHD 발생에 대한 영향이 불확실하다. 영향이 없거나 매우 적다고 볼 수 있을 것이다.

(5) ADHD는 의지의 문제일까?

ADHD, 또는 집중의 어려움은 결코 의지만의 문제가 아니다.

이 부분이 ADHD가 있는 사람들이 가장 고통을 받는 부분일 것이며, 복잡하고 구별이 어려운 문제이다. 하지만 결론적으로 결코 의지만의 문제는 아니라고 말하고 싶다. 국내만이 아니라 세계적으로 집중과 노력은 개인의 '의지', 즉, 그 사람 자체의 문제로 여기는 경향이 있다. 물론 강한 의지는 집중에 도움이 된다. 하지만 강한 의지를 오랫동안 유지할 수 있는 사람이 얼마나 있을까? 그렇게 강한 의지를 보인 사람들은 위인전에 실려 있고, 현대 사회에서는 뉴스에 예외적인 경우로 나온다. 미국의 수백 억짜리 복권에 당첨된 사람의 뉴스 위아래 즈음에 있었던 것 같다. "너는 위인과 같은 수준의 의지를 가져야 한다"라고 이야기하는 것은 가혹한 일이다. "저 사람이 복권에 당첨됐으니까 너도 복권에 당첨되어 봐라"라고 이야기하는 사람은 이상한 사람이다.

사람들 머릿속의 일이나 어떤 사람이 집중이 얼마나 쉽고 어려운지를 정확히 아는 것은 불가능하며 다른 사람이 이해하기 어렵다. 그리고 어떤 양상으로 집중이 어려워지는지도 자세히 물어보기 전까지는 알지 못한다. 진단 기준에 언급이 되어 있지 않지만 ADHD로 찾아오는 분들 중 매우 높은 비율, 체감상 80% 이상의 분들은 '생각이 멈추지 않는다'라고 이야기한다. 심한 분들은 어떤 것에 집중을 할 때에도 그 일 이외의 생각이 끊이지 않아 2가지 생각이 동시에 든다 하는 분도 있다. 이런 양상의 생각은 절대 의지로 멈출 수 없다. 당연히 집중에도 방해가 되고, 수면만이 아니라 일상생활의 많은 부분을 조금 더 힘들게 하게 된다. 동일한 집중을 하기 위해서는 남들보다 훨씬 더 많은 의지를 필요로 할 것이다.

집중을 하려 하면 온몸이 근질근질한, 이상한 감각이 느껴지는 분도 있다. 당사자는 당연한 것으로 여겨 언급을 안 하지만, 실제로는 가만히 앉아서 무언가를 하는 것이 매우 고통스럽다. 성욕이 항진되어 도저히 아무것도 할 수 없는 상태가 되고 괴로움을 참아야만 할 수도 있다. 집중을 하려 무언가를 계속 먹어야 하는 사람은 집중에 간접적으로 거부감을 느낄 것이다. 모두 남들보다 힘들게 집중을 하는 경우이다.

집중의 난이도만이 아니라 ADHD의 또 다른 특성들이 '의지박약'처럼 보이는 상태를 유발하는 경우도 흔하다. 과집중, 일 중독, 휴식에 대한 죄책감 또는 불편함, 이러한 것들이 복합적으로 작용해 번아웃에 취약하게 만든다. 이 경우는 오히려 의지가 과한 것이 문제가 되어 기능을 떨어뜨리고 무기력함을 유발하며, 결과적으로는 무기력해져 의지가 부족한 것처럼 보일 뿐 실제로는 일에 대한 의지를 줄이고 휴식을 취해야 하는 상태인 것이다.

(6) ADHD가 있는 사람들은 집중을 못 한다?

ADHD는 집중을 못 하는 것을 뜻하지 않는다.

ADHD는 쉽게 말하자면 어떠한 능력의 부족보다는 조절의 어려움에 가깝다. 이 부분은 집중력에도 해당이 된다. 누구나 흥미가 있는 것, 다급한 것, 이해가 잘 가는 것은 집중이 수월하며, 지루한 것, 시간 여유가 많은 것, 어려운 것에는 집중이 잘 되지 않는다. 이 정상적인 집중력의 편차가 ADHD에서는 대체로 더 크게 나타나는데, 그 안에서도 양상이 크게 차이가 난다. 사람에 따라서는 집중력이 지나치게 좋아서 시간 가는 줄 모르고 다른 일에 신경을 쓰지 못해 문제가 되기도 한다.

ADHD가 있더라도 업무가 적성에 잘 맞아 흥미를 느끼는 경우에는 '집중력이 좋은' 사람이 되고, 남들보다 긴 시간동안 쉬지 않고 일을 하면서도 스트레스를 적게 받을 수 있을 것이다. 동일한 사람이 업무가 바뀌고 일을 지루하다고 느낀다면 집중이 매우 어렵고 딴짓만 하는 사람이 될 수도 있다.

어떤 분들은 항시 불안하고 긴장된 상태를 유지해 집중을 하는데, 상태가 양호하게 유지되는 경우에는 집중력이 양호, 또는 매우 좋다고 여겨질 것이다. 어떠한 이유로 정신적, 신체적 상태가 저하되고 한 계점을 넘어간다면 집중이 매우 어려워질 것이다.

극단적으로 말하면, ADHD 중 집중의 어려움을 포함해 진단 기준에 해당되는 증상이 전혀 없는 사람도 있다. 집중의 어려움은 ADHD를 가진 사람들이 많이, 어쩌면 가장 흔하게 겪는 어려움인 것이지 필수적인 증상이라고 볼 수 없다.

(7) ADHD가 있는 사람들은 일을 못 한다?

ADHD는 기능이나 성취와 절대적인 상관관계가 없다.

일반적으로 ADHD는 '집중을 못 하는' 것이기 때문에 공부, 일을 못 하거나 게으른 사람들이 많을 거라고 생각한다. 이것은 ADHD의 발견을 방해하고 진단에 대한 거부감을 유발하는 고정 관념이다. 결론적으로, ADHD 여부는 학업 능력, 기능 수준, 성취의 정도와 연관성이 매우 적다. 완전히 없거나, 오히려 ADHD가 높은 성취와 연관이 되어 있을 수도 있다.

'중독'이란 넓게 보면 어떠한 행동을 조절하지 못하고 강박적으로, 과도하게 하는 것이다. 일종의 충동 조절의 문제로, ADHD가 충동 조절과 연관성이 있는 만큼 다양한 중독이 잘 발생한다는 것은 널리 알려져 있다. 그리고 조금 덜 알려져 있는 부분은 일 중독자들에서 ADHD가 많이 발견되며, 어쩌면 ADHD가 일 중독을 유발할 수도 있다는 것이다. 한 대규모 연구에서는 일 중독자의 32.7%가 ADHD 가능성이 있다고 보고하였는데, 미래의 연구에서는 더 비율이 높아질 가능성도 있다. 다른 연구들은 일 중독이 있는 사람들은 ADHD의 증상들을 더 많이 가지고 있으며, 일 중독의 강도가 ADHD 증상의 정도와 연관되어 있다고 하였다. ADHD는 일을 더 열심히, 많이 하는 사람들일 수 있다는 것이다.

고성취자, 고학력자에서 ADHD의 비율이 높게 나타난다는 연구들도 있다. 미국 멘사 회원과 같은 고지능자 집단에서는 ADHD 자가 보고 비율이 일반 인구보다 3배 높았다. 이것이 ADHD가 고지능, 고성취와 연관되어 있다는 것은 아니다. 하지만 ADHD가 성취, 지능과 어떠한 절대적 연관성, ADHD가 있으면 머리가 나쁘다거나, 일을 못한다거나, 게으르다거나 이러한 연관성이 없다는 것을 시사한다.

필자는 지역 특성상 고학력자들을 상당히 많이 진료한다. 정신과에 방문할 정도의 고통을 겪는 분들이지만 능력이 부족하다는 말은 농담으로도 못 할 것이다. 이분들 중 ADHD의 비율은 상당히 높았고, 각기 다른 방식으로 활용을 하고 있었다. 공부를 할 때 과집중 하도록 시동을 걸어 밥도 안 먹고 12시간 이상, 일주일 내내 공부하는 분들이 있었다. 목표를 정하면 의지가 강해지고 절대 바뀌지 않는 양상으로 활용하는 분도 있었다. 어떠한 분은 생각하는 속도가 남들보다 몇 배는 빠르다고 하였다. 생각이 2차선 이상으로 흘러 2가지를 동시에 생각해 공부한다는 분도 있었다. 생각이 많고 멈추지 않는 것이 남들보다 창의적이도록 만든다는 분들도 드물지 않았다. 아마 필자가 찾지 못한, 상상하기 어려운 방식으로 활용하는 분이 있을지도 모른다. 이런 부분들, ADHD가 장점으로 기능하는 부분들은 관심을 잘 받지 못하고 있다. 이 부분들에 대한 이해가 이루어져야 ADHD가 있는 분들이 능력을 발휘할 수 있을 것이라 생각한다.

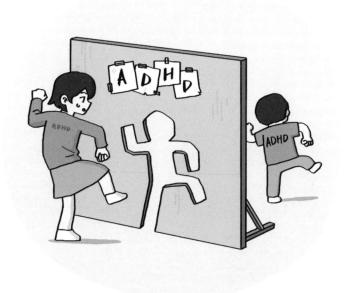

아무도 모르는 나의 ADHD

2부

당신이 몰랐던 ADHD
그리고 진실

ADHD가 있는 사람들은 오토파일럿 상태로 있는
경우가 흔합니다. 환경에 대해 무의식적으로 반응을 하게 되죠.
- 사라 샤이야(소아신경과 전문의)

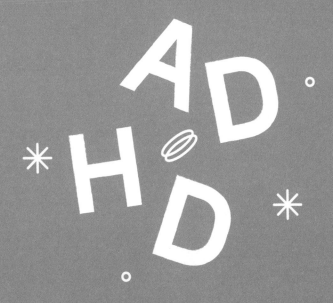

제1장

역사, 변화하는 개념과 혼란

성인 ADHD의 진단에서 가장 어려운 부분은 ADHD라는 용어가 과연 옳은 것인 가에서부터 시작된다. ADHD를 진료하시는 모든 교수님들은 아마 현행 진단 기준의 문제를 알고 있을 것이다. 하지만 교수님들이 말씀하시기 어려울 터이니, 일개 개원의인 필자라도 말을 해보려 한다.

1980년대까지 ADHD라는 용어는 존재하지도 않았다. 그렇다고 해서 ADHD가 갑자기 생겨난 것은 아니다. 증상들은 있었으나 이들을 지칭할 개념이 마땅히 없었다. 고대 그리스의 문헌에서부터 이러한 언급이 여러 차례 있었다. 히포크라테스는 집중, 자기 조절이 어렵고 짜증, 초조함을 자주 보이는 사람들은 두뇌에 염증이 있다고 여겼다. 다른 문헌에서는 충동적이고 분노를 조절하지 못하는 사람에 대해 신벌로 인한 광기가 있는 것으로 여겼다. 이러한 기록이 ADHD를 지칭하는지는 알 수 없으나, 현행 진단 기준과 큰 차이가 없는 언급들이다.

(1) ADHD의 간략한 역사

근대에는 ADHD와의 연관성이 더 높은 기록들이 등장했다. 1798년 스코틀랜드 의사 알렉산더 크라이튼 경Sir Alexander Crichton의 저서에서는 주의력과 충동성의 조절, 감정 조절의 어려움, 체계화와 계획의 어려움을 겪는 사람들을 언급했다. 19세기 독일 의사 하인리히 호프만Heinrich Hoffman은 가만히 있지 못하고 산만한 소년이 갖은 노력에도 소란을 부리다 창문에서 떨어졌다는 이야기를 썼다.

20세기 초의 영국 소아과 의사 조지 스틸 경Sir George Frederic Still은 ADHD 연구의 선구자로 꼽히는데, 1902년의 문헌에서 ADHD를 정확하게 묘사했다. 지능 수준이 평균 이상임에도 학교생활과 대인 관계에 문제를 보이는 아이들에 대한 내용으로, 집중의 유지가 어렵고 쉽게 산만해지며, 충동을 조절하지 못하여 생각하지 않고 행동을 하고, 가만히 있는 것을 힘들어하며 쉴 새 없이 움직이는 특징이 있다고 했다. 또한 다수의 아이들의 증상이 성인기까지 지속이 된다고 하였다.

1936년에는 미 FDA는 암페타민을 우울증 및 기면증 의약품으로 승인했다. 1937년 미국의 정신과 의사 찰스 브래들리Charles Bradley는 암페타민을 충동적이고 행동 조절이 안 되는 아이들에게 투여하여 차분해지고 주의력이 향상되는 것을 관찰했다. 브래들리가 논문으로 발표한 이 내용은 ADHD의 치료에 암페타민을 사용하는 기반이 되었으며, 아이들의 행동 문제를 비난이 아니라 치료의 대상으로 볼 수 있도록 했다.

이후 1980년이 되어서야 미국심리학회APA의 『정신질환진단및통계편람』 3번째 개정판인 DSM-III에서 주의력 결핍장애Attention Deficit Disorder의 하위 분류로 과잉행동을 동반한 주의력 결핍장애 Attention Deficit Disorder with Hyperactivity라는 용어가 사용되었고, 1987년 4번째 개정판인 DSM-III-R에 들어서야 주의력 결핍 과잉행동장애 Attention Deficit Hyperactivity disorder라고 이름이 붙여졌다.

하지만 ADHD에 대한 관점은 장기간 '소아'의 '장애'로 여겨져 왔다. 일부 과거의 선구자들은 이러한 특성이 성인기까지 지속될 수 있다고 하였으나 불명의 이유로 1987년 DSM-III-R까지는 ADHD가 대부분 소아에 국한되는 것으로 보았다. 1994년의 DSM-IV부터는 ADHD가 성인기까지 지속될 수 있다고 보았고 성인에게서 과활동성의 증상이 뚜렷하지 않을 수 있다고 하는 등 증상이 다르게 보일 수 있다는 것을 인지했다. 하지만 7세 이전에 상당 부분의 증상이 발생해야 한다고 설명하며, 소아기부터 증상이 확인되어야 ADHD가 진단될 수 있다고 보았다.

현행 진단 기준인 DSM 5는 2013년에 발간되었는데, ADHD의 전반적인 진단 기준은 크게 변하지 않았다. 하지만 12세 이전에 증상이 확인되어야 한다고 하여 더 증상이 늦게 확인될 수도 있다고 보았고, 성인기에서 진단이 되는 경우는 증상이 소아기보다 한 가지 적더라도 진단이 될 수 있다고 보았다. 다양한 원인이 있으나 성인기에 발견되는 ADHD 환자들의 경우 진단 기준을 충족하지 않는다는 것, 성인

ADHD가 과소 진단이 되고 있다는 것을 반영한 결과로 보인다. 그러나 이러한 미세한 진단 기준의 확장조차 과잉 진단의 단초가 될 수 있다고 많은 연구자들이 비판을 했다.

정신질환진단및통계편람(DSM)

DSM은 미국정신의학협회에서 발행한 정신건강의학적 진단 분류 시스템이며, 동시에 이를 이해하고 활용하기 위한 서적이다. 정신건강의학적 문제의 평가 방법, 질환의 진단 기준과 전형적인 환자 사례를 소개하고 있다. 1952년부터 6차례의 교정을 거쳐 현재는 DSM 5가 사용되고 있다. 수많은 논의를 통해 발전해오고 있으나 그럼에도 많은 논란과 비판을 받고 있으며, 그중 가장 논란이 많은 항목 중 하나는 바로 ADHD에 대한 부분이다.

DSM으로 보는 ADHD의 역사

DSM-I(1952년): 경미 뇌기능 기능장애minimal brain dysfunction이라는 용어로, 과잉행동, 충동성, 학습장애 등의 증상을 보이는 경우 뇌의 구조적인 이상으로 의심.

DSM-II(1968년): 소아기 과잉행동 품행장애hyperkinetic reaction of childhood라는 용어로 가만히 못 있고 과도한 행동을 보이는 소아들을 분류.

DSM-III(1980년): 주의력 결핍장애attention deficit disorder, 과잉행동with or without hyperactivity 현재의 ADHD와 유사한 개념으로, 7세 이전에 확인되어야

진단을 내렸음.

DSM-III-R(1987년), DSM-IV(1994년), DSM-IV-TR(2000년): ADHD라
는 용어가 주로 사용되기 시작하였으나 진단 기준과 개념에 큰 변화 없음.

DSM-5(2013년): ADHD가 성인에서 확인이 되나 진단 기준을 만족시키지 못
하는 경우가 다수임을 발견. 이를 반영하기 위해 성인기에서 진단을 내릴 시 진
단 기준을 약간 완화하나, 개념 및 진단 기준에는 거의 차이가 없음. 이 진단 기
준의 완화에 대해 정신과 의사들끼리 의견이 크게 갈리며 논쟁을 하고, ADHD
가 과소 진단되어 있다는 연구, 과잉 진단되어 있다는 논문들이 동시에 쏟아짐.

(2) 성인 ADHD 진단의 어려움

위 역사에서 본 바와 같이 최근까지 ADHD는 소아기에 발견되며
성인이 되면 증상이 호전되는 것으로 여겨졌다. 하지만 수백 년 전의
선구자들의 기록부터 최근의 대규모 연구에서는 다수의 ADHD 환자
가 성인기까지 어려움을 겪고 있다는 것이 관찰되었다. 그럼에도 현
재까지 이러한 논란은 완전히 해결되지 않았다.

현재는 ADHD를 주의력의 문제가 아닌 실행 기능의 문제로 보는
경향이 있다. 이에 따라 현 진단 기준의 유효성에 대한 논란이 있으
며, 일각에서는 주의력에 초점을 맞춘 진단 기준을 현재 성인에게 그
대로 적용하는 데 의문을 제기하고 있다. 그래서 일부 전문가들을 중
심으로 새로운 진단 기준을 만들어야 한다는 주장과 함께 실제 다각

도로 척도 개발에 관한 논의가 이뤄지고 있다.

그러나 의료계는 성인 ADHD에 대해 상반된 의견을 갖고 있다. 아직 구체적인 이론도 마련되어 있지 않으며, 그에 대한 합의도 없는 상태다. 최근 모 TV 쇼프로그램에 정신과 전문의가 출연하여 성인 ADHD에 대해 언급하면서 관심을 유발했지만, 아직 사회적 인식을 바꾸는 데에는 한계가 있었다. 국내 소아청소년정신의학회를 포함한 다수 전문가 집단에서는 ADHD의 진단 기준을 보다 엄격하게 적용해야 하며 과잉 진료를 경계해야 한다는 입장을 피력하고 있다. 특히 국내에서는 비양심적인 의사들과 부작용에 대해 무책임한 학부모들이 ADHD 약물을 '공부 잘하는 약'이라며 남용했던 이력이 있기 때문에 이에 대한 우려도 어느 정도 영향을 주고 있는 실정이다.

일부는 ADHD의 기존 개념을 부정하고 새로운 정의를 주장하기도 한다. ADHD 권위자 중 한 명인 에드워드 할로웰Edward M. Hallowell 교수는 자신의 저서 『ADHD 2.0』에서 기존의 ADHD라는 개념 자체가 잘못되어 있으며, 이를 VAST, 즉 임기응변적 주의력특성Various Attention Stimulus Trait이라고 재정의해야 한다고 말한다. 반면 일부는 ADHD를 재정의하고 진단 기준을 더 넓혀야 한다고 한다. 필자는 이 입장에 서 있다.

본 책에서 ADHD에 더 넓은 범위의 정의를 주장하는 이유는 다음과 같다.

－ADHD는 Yes or No, ADHD이다, 아니다라고 볼 수 있는 것이 아

니다. 약간의 특성들만 가지고 있는 수준부터 심각한 어려움을 겪는 중증도까지 넓은 스펙트럼 내에서 존재한다. 이는 ADHD라는 것이 존재하지 않는다고 생각하는 소수를 제외하면 현직에 있는 정신과 의사들이 대부분 동의하는 부분이다.

- 현행 ADHD 진단 기준은 아직 성인에게서 입증된 바가 없다. 애초에 ADHD라는 개념이 소아의 증상만을 대상으로 진단 기준을 만들었기 때문에 성인에게 적용하는 것은 적합하지 않다. 현행 진단 기준은 매우 좁은 범위의, 소아에게만 발생하는 양상들을 기준으로 하기 때문에 성인 ADHD 환자의 다수는 진단 기준에 해당이 되지 않는다. 그럼에도 가장 최근의 DSM 5까지 이것은 극히 일부만이 반영되었다.

- ADHD를 실행 기능의 장애로 봐야 한다는 것은 분명하다. 실행 기능은 주의력 조절을 위한 핵심적인 기능이고, 실행 기능의 문제로 가장 흔히 겪는 어려움은 주의력의 조절일 것이다. 하지만 실행 기능의 조절 어려움이 있는 사람이 모두 주의력과 관련된 어려움을 겪는다고 볼 수 없으며, 이러한 부분은 현행 진단 기준으로 잡아내는 것이 불가하다.

필자는 진단 기준 외 ADHD 환자들이 겪는 다양한 증상, 동반 질환, 만성적인 증상, 일상과 관계된 어려움을 직접 경험했고, 약물을 복용하며 뚜렷한 효과를 확인하였다. 각 증상들에 대한 논문을 찾아 해당 증상들이 ADHD에서 매우 흔하게 발견되고 있으나 치료의 초점이 되고 있지 않다는 것도 확인하였다. 이에 주의력만이 아니라 다양한 영역들, 생각과 감정, 감각, 운동, 수면 등을 고려하여 ADHD를 판단하되, 과잉 진단이 되지 않도록 매우 조심스럽게, 때로는 보조적인 진단 도구를 사용하여 진단하였다. 장기간 우울증, 양극성장애, 불안장애가 1년 이상 호전되지 않는 환자들, 심지어 타 정신과에서 10년 이상 치료를 받았음에도 나아진 적이 없는 환자들에게 진단 기준과 상이한 ADHD의 증상들을 확인하고, ADHD 치료 후 뚜렷하게 호전된 사례들을 경험, 이후 고용량으로 복용하던 항우울제나 항불안제, 수면제 등을 감량, 중단한 사례를 경험하였다. 이러한 경험을 이 책에서 공유하고자 한다.

이 책은 국내 및 외국의 다양한 연구들을 참조했으나 공식적인 정신건강의학적 기준과 상이한 부분이 있다. 이 책에 담긴 내용은 진리가 아니며, 향후 심도 있는 다양한 연구와 누적된 임상 자료에 따라 책의 내용이 얼마든지 뒤집어질 수 있다는 점을 밝힌다.

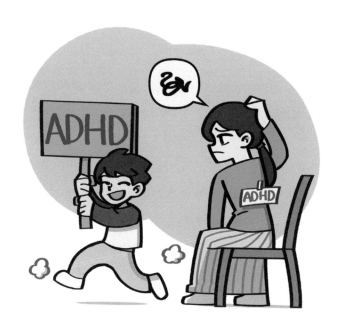

제2장

주의력과 실행 기능: 모두가 알지만 아무도 모른다

재미는 없지만 한 번쯤 읽어볼 만한 부분이다. 실행 기능을 알아야만 ADHD를 이해할 수 있을지도 모른다. 어쩌면 주의력이 아니라.

오늘날 전문가들은 ADHD의 핵심 증상을 주의력 저하나 집중력 부족이 아닌 실행 기능의 조절 문제로 본다. 하지만 실행 기능은 물론이고, 주의력이란 개념에 대해서도 전문가들마다 다른 개념으로 쓰고 있기 때문에 이 책에서 설명하는 ADHD의 다양한 증상들을 이해하기 위해서는 주의력, 무엇보다 실행 기능이 무엇인지 정확하게 정의할 필요가 있다.

(1) 주의력이란 무엇일까?

우리는 일상에서 주의력attention이란 단어를 수도 없이 듣고 말하기 때문에 그게 무엇을 뜻하는지 잘 알고 있다고 생각한다. 하지만 주의력에 대한 정확한 정의는 현재까지 정립되어 있지 않다. 학자들이 연구하며 내린 결론은 주의력을 단일 개념과 차원으로 이해할 수 없다는 것이다. 학자마다 여러 영역으로 분류하여 개념화하고 있기 때문이다. 주의력이라는 개념을 종합적으로 이해하기 위해서는 주의력이 대체 어떠한 능력인지, 그리고 실행 기능과는 어떠한 관계인지를 간단하게나마 정리할 필요가 있다.

주의력이 어떤 능력인지에 대해선 크게 두 가지 관점이 제시된다. 첫 번째는 주의력을 제한된 정보 처리 능력으로 보는 관점이다. 주의력의 정보 처리 과정에서 병목 현상으로 최대치가 정해져 있으며 이를 과하게 사용할 경우 주의력의 저하가 발생하는 것으로 본다. 따라서 멀티태스킹 또는 과도한 집중력 발휘같이 주의력을 혹사하는 행위를 피할 것을 권유한다.

두 번째는 주의력을 정보 처리 과정 중 우선순위를 정하는 능력으로 보는 관점이다. 이때 주의력은 필터처럼 뇌가 필요한 정보는 받아들이고 불필요한 부분은 걸러낸다. 첫 번째 관점과는 달리 주의력이 뛰어난 유연성과 적응성을 가졌다고 본다. 정해진 최대치는 없으나 다양한 신체적, 정신적 요소에 영향을 받는다. 이 경우 충분한 휴식과 운동이 필요하며, 훈련을 통해 주의력을 향상할 수 있다.

주의력을 어떻게 생각해야 하는 것도 어렵지만, 실행 기능과 주의력과의 관계는 정의하기가 더욱 어렵다. 실행 기능이 주의력과 깊은 관련이 있다는 건 대부분의 신경심리학자들이 동의하는 바지만, 실행 기능이 주의력과 어떤 관계에 있는지에 대한 관점은 서로 다르다.

- 주의력은 실행 기능의 기반으로, 다양한 실행 기능을 발전시키고 상호 작용을 한다는 관점
- 주의력은 실행 기능에 포함되는 능력으로 핵심 기능 중 한 가지라는 관점
- 주의력은 실행 기능들이 복합적으로 작용하는 상위 실행 기능이라는 관점
- 실행 기능과 별개의 상위 인지 기능으로 실행 기능과 상호 작용을 한다는 관점

일각에서는 주의력 자체를 잘못 만들어진 개념으로 보기도 한다. 주의력이라는 용어가 '언어의 망령'이며, 전체 개념을 현재의 연구 성과들을 고려하여 재정립해야 한다는 것이다.

사실 우리는 이미 주의력에 대해 잘 알고 있기 때문에 이러한 관점을 모두 이해할 필요는 없다. 하지만 여기에서 의구심을 느끼시는 분들도 분명 있을 것이다. 우리가 주의력에 대해 공통된 정의를 찾을 수 없다면, 주의력 결핍에 대해서는 어떻게 정의를 내려야 할지 말이다.

(2) 실행 기능이란 무엇일까?

실행 기능 역시 주의력과 마찬가지로 정의나 범위, 구성에 대해서 학자들마다 의견이 분분하다. 대부분의 학자들이 공통적으로 동의하는 부분은 실행 기능이 목적 달성을 위해 자동적, 본능적, 그리고 충

동적인 반응들을 억제하고 원하는 반응을 이끌어 내는 의식적인 두뇌 기능의 모음이라는 점이다. 개인의 생각과 행동, 감정을 목표 지향적으로 조절하는 기능, 즉 목표 달성을 위한 자기 조절 능력, 또는 내가 의식적으로 행동하도록 이끄는 능력을 말한다.

실행 기능은 유아기부터 형성되어 학교에 들어가기 전(학령전기)에 급격하게 변화 및 성장한다. 이후 성인기까지 점진적으로 발달하다 뇌의 노화와 질환 등으로 서서히 저하된다. 실행 기능은 뇌의 전전두엽prefrontal cortex이 주로 담당하는 것으로 알려져 있으며, 일반적인 의견으로는 억제 통제, 작업 기억, 인지 유연성 등 세 가지의 핵심 실행 기능이 있다고 알려져 있다.

억제 통제 inhibitory control	주의력, 생각, 감정, 행동이 목표하는 방향으로 향하게끔 통제하는 능력
작업 기억 working memory	문제를 풀거나 일을 수행하면서 관련된 정보를 활용하고 필요에 따라서는 바꿀 수 있는 형태로 유연하게 기억하는 능력
인지 유연성 cognitive flexibility	기존의 정보, 관점, 해결 방식을 비활성화하고 새로운 방식을 활성화시켜 사용하는 능력

(a) 억제 통제

억제 통제inhibitory control란 본능이나 충동, 외부 자극에 휘둘리지 않으며, 주의력, 행동, 생각 및 감정이 목표로 향할 수 있도록 조정한다. 목표 달성을 위해 주요 반응을 다른 반응으로 덮어씌우거나 지연시킬 수 있는 억제 통제는 다시 선택적 주의, 인지 억제, 자기 통제로 구성된다.

－선택적 주의selective attention: 목표하는 것에 초점을 맞추고 다른 자극에 주의력이 분산되는 것을 억제하는 능력이다. 이를테면 일을 하다 다른 생각이 떠올랐을 때 이 생각에 몰두하지 않고, 시각 및 청각 자극을 받았을 때 이에 신경을 쓰지 않는 능력을 말한다.

－인지 억제cognitive inhibition: 불필요한 생각과 기억이 떠오르는 것을 억제하고 현재 가지고 있는 정보가 과거나 미래의 정보로 인해 변형되는 것을 막는 능력을 말한다. 이는 당면한 작업과 직접적 관련이 없는 정보를 차단하거나 조정하는 능력으로 이 과정은 의도적으로 나타날 수도 있고 자동적으로 일어나기도 한다. 이를테면 당면한 과제나 목표(공부나 일 등)와 관련 없는 정보(게임이나 만화에 대한 생각, 미래에 대한 걱정 등)를 차단할 수 있는 능력을 말한다.

－자기 통제self control: 개인의 행동을 조절하기 위해 이와 연관된 감정과 충동을 억제하는 능력이다. 유혹을 이겨내거나(다이어트를 위해 눈 앞에 보이는 음식을 참아내는 것 등), 순간적인 충동의 억제(반사적으로 화를 내는 것을 참아내는 것 등), 법, 규범, 도덕에 따라 행동하는 것이 자기 통제의 예시들이다. 자기 통제의 최종 단계는

'보상의 지연'으로, 미래를 위해 당장의 쾌락을 참아 장기 프로젝트를 수행하는 것이다.

(b) 작업 기억

작업 기억working memory은 정보를 저장하는 일반적인 기억력과는 달리 정보를 활용 및 변형 가능한 형태로 저장하는 능력을 말한다. 전화번호를 외웠다가 바로 전화하는 것이 단기 기억력의 활용이라면, 전화번호를 '이 번호는 내 생일이랑 비슷하네'처럼 다른 정보를 활용하며 기억하는 것은 작업 기억의 활용이다. 앞뒤 정보를 연결하여 이해하는 작업(수학 문제를 풀거나 책을 읽을 때 등)에 필요한 능력으로, 작업 기억의 충분한 활용 없이는 각 내용들이 조각난 정보로 느껴져 이해하는 것이 어렵다.

계획 수립, 대안 탐색, 추론, 창의적 행동에는 정보를 다루는 것이 필수적이며, 이에 작업 기억이 중요한 역할을 한다. 계획을 짜고 결정을 내릴 때 이론적 지식, 과거 경험, 미래의 기대와 목표를 통합적으로 고려할 수 있도록 조정하는 능력이기 때문이다. 이러한 작업 기억은 언어적 작업 기억과 비언어적(시공간적) 작업 기억으로 나뉜다.

(c) 인지 유연성

인지 유연성cognitive flexibility은 내가 정보를 바라보는 관점, 문제 대한 대응 방법, 목표 등을 바꾸는 능력이다. 기존에 가지고 있던 정보를 비활성화하고 새로운 내용을 작업 기억에 저장해 활성화하여 현재의 상황에 대응할 수 있도록 한다. 간단히 말하면 변화에 적응하기 위한 능력이라고도 볼 수 있다. 인지 유연성은 3가지 핵심 실행 기능 중에서 제일 늦게 발달된다. 성공적인 학업과 고용, 취업, 성장과 연관성이 있으며 노화에 따른 인지 기능 저하를 어느 정도 보완할 수 있다.

(d) 실행 기능 간의 상호 작용과 복합적 작용

세 가지 실행 기능들은 상호 보완, 유기적으로 작용하여 더 복잡한 상위 실행 기능을 이루는 것으로 보고 있다. 다양한 정보를 조합하여 활용하고, 어떠한 정보는 의식적으로 강하게, 어떠한 생각이나 정보는 억제하며 조절한다. 이 상호 작용을 통해 상위 실행 기능인 추론, 문제 해결, 계획 수립 능력이 발달하는 것으로 보고 있다.

(e) 실행 기능에 대해 기억해야 할 것

결론적으로 실행 기능은 학업 및 건강, 삶의 질과 직접적인 관련성을 보이기 때문에 우리가 일상을 살아가는 데 매우 중요한 기능이다. 하지만 실행 기능은 만능의 능력이 아니며, 항상 필요한 것도 아니다. 새로운 일을 할 때에는 실행 기능을 많이 활용할수록 빠르게 배워 갈 수 있으나, 익숙한 일을 할 때에는 실행 기능을 적게 활용하는 것이 빠르고 효율적으로, 스트레스를 적게 받고 장시간 일을 할 수도 있다. 운전을 처음 배울 때에는 실행 기능의 많은 활용이 필요하여 단시간의 운전에도 지치곤 한다. 하지만 운전에 완전히 숙련되고 실행 기능을 적게 활용하는 경우, 베테랑 기사들은 장시간의 운전에도 피로감을 느끼지 않는다.

또한 앞서 실행 기능의 활용이 창의적 활동에 필수적이라 하였지만 이는 분야에 따라 다를 수 있다. 기존의 정보를 통합적으로 이해해야 하는 분야(의학, 마케팅, 정보 분석 등)는 실행 기능의 많은 활용이 창의적 문제 해결에 도움이 될 것이다. 하지만 무의식적이고 본능적인 사고가 필요한 분야(예술, 발명, 혁신 등)는 실행 기능을 적게 사용하여야 창의적일 수 있다. 가장 대표적인 예는 애플의 스티브 잡스일 것이다. 스티브 잡스는 진단을 받지 않았으나 자서전에서 다수의 뚜렷한 ADHD 증상들을 보고하였는데, 어쩌면 ADHD로 인해 일상 생활에서 실행 기능을 적게 활용한 것이 특유의 창의적 혁신을 불러일으켰을 가능성이 있다.

실행 기능의 특징 중 하나는 신체적, 감정적 상태에 가장 먼저, 그리고 가장 크게 영향을 받는다는 사실이다. 뚜렷한 원인이 없더라도 실행 기능이 현저히 저하된다면 이것은 힘들다는 것을 시사하는 첫 소견일 수 있다. 평소보다 집중이 안 되는 것, 생각이 너무 많아지고 멈춰지지 않는 것, 게임이나 휴대폰을 참기 어려운 것 등은 SOS 신호일 수 있다. 즉 누구나 스트레스를 받거나 정신적, 신체적 상태가 불량할 때에는 실행 기능이 저하되는데, 이러한 변화가 쉽게, 반복적으로, 또는 심각하게 나타난다면 ADHD와의 연관성을 의심해 볼 수 있다.

제3장

성인 ADHD 뇌 구조와 신경전달물질

ADHD가 있는 경우 뇌 발달이 느리지만 수년 후 대부분 따라잡는다. 전전두엽과 이를 포함한 신경망 부위의 저활성, 과활성이 관찰된다. 도파민과 노르에피네프린 등 신경전달물질의 이상을 보이는데, 일방적인 저하나 과잉이 아닌 저하+과잉으로 추정된다.

모든 정신적인 문제가 그렇듯 ADHD 또한 뇌의 문제다. ADHD는 태생적으로 뇌의 신경 발달 과정에 문제가 발생해 구조와 기능에서 차이가 있는 것이라는 사실이 많은 연구에서 공통적으로 확인되었다. 본 장에서는 ADHD가 가진 뇌의 구조적, 기능적, 신경 화학적 차이를 간단하게 소개할까 한다.

(1) ADHD 뇌의 구조적, 기능적 차이

ADHD를 진단받은 소아는 뇌 구조에 있어 동일 연령의 대조군과 비교했을 때 다양한 차이가 난다는 게 학계의 정설이다. 구조적 차이는 개별적으로 매우 다양하나 이를 요약하면 다음과 같다.

– 대뇌와 소뇌의 전체 부피, 전두엽 등 전반적인 뇌의 부피가 저하
– 뇌의 피질 두께가 얇고 백색질의 밀도에 변화

이러한 소견이 ADHD 증상들과 연관성을 보이는 것 같다. 과거에는 ADHD를 이처럼 뇌 구조에서 큰 차이를 보이는 질환으로 이해했다. 하지만 보다 심도 있는 연구가 진행되면서 새롭게 알게 된 사실은 뇌 구조가 다른 것뿐만이 아니라 ADHD를 진단받은 소아의 뇌 발달이 대조군에 비해 느리다는 것이다. 뇌의 피질은 특정 연령에서 최대치를 보인 후 나이가 들면서 천천히 감소하는데 일반적인 경우 최대 두께를 보인 연령이 평균 7.5세였다면 ADHD는 10.5세로 뚜렷하게 더디다는 사실이 밝혀졌다. 뇌 발달은 각 부위마다 정도의 차이가 나는데, 그중 측부 전전두엽 부위가 가장 늦어 대조군에 비해 5년까지 늦었다는 연구가 있다. 앞서 언급했던 다양한 뇌 구조의 차이는 상당 부분 발달이 지연된 것과 연관이 있었다. 이 때문에 나이가 들면서 이러한 구조적 차이가 점차 줄어든다는 점이다. 또한 ADHD 약물을 복용할 때 이러한 차이가 더 줄어들 수 있다는 연구가 확인되었다.

간혹 성인 ADHD의 뇌에서 회색질 감소, 백색질 증가, 전두엽과 측두엽, 두정엽에서 부피와 구조적 차이가 관찰되는 경우가 있다. 하지만 연구마다 차이가 있고 각종 결과들을 종합했을 때 차이가 뚜렷

하지 않다는 게 정설이다. 그러나 ADHD에서 뇌 구조의 차이가 아예 없다는 뜻은 아니다. ADHD는 사람마다 증상이 천차만별로 차이가 나며, 다양하고 서로 다른 특성들이 한 집단으로 묶여 있기에 결과가 일관적이지 않을 수 있기 때문이다. 향후 연구가 진행되면서 ADHD 의 개념이 바뀌고 세부 분류에 따라 어떤 부위에 차이가 있는지 더 정밀하게 밝혀질 것이다.

전전두엽은 대뇌에서 가장 발달되고 늦게 완성되는 부위다. ADHD 뇌의 경우, 전전두엽이 성숙하기까지 일반인보다 더 오래 걸리기 때문에, 학자들은 이러한 늦은 발달과 저활성이 ADHD의 증상들과 직접적 연관이 있다고 보고 있다. 우리 뇌에서 전전두엽은 주의력을 조절하고, 자극을 억제하며, 계획을 체계화하고, 감정과 행동을 조절하는 기능을 수행한다고 알려져 있다. 세부적으로 전전두엽은 부위별 기능 차이가 있는데, 배외측전전두엽피질dlPFC은 반응 억제와 주의력 유지, 복내측전전두엽피질vmPFC은 기분 조절, 배측전대상피질dACC은 주의력 분산, 안와전두피질OFC은 보상 계산과 과활동, 감각운동피질SMC은 운동 기능과 연관되어 있다. 이 중 우측 전전두엽에 뇌출혈이나 뇌경색, 교통사고와 같은 어떠한 이유로 병변이 발생하는 경우, ADHD와 유사한 증상을 보이고, 충동성을 억제하는 과제에서 우측 전전두엽과 상관관계를 보여 학자들은 이 부위가 ADHD와 연관성이 클 것으로 보고 있다.

하지만 뇌는 특정 부위가 단독으로 기능하는 것이 아니라, 여러 영역들이 정보를 전송하며 상호 작용하는 통합 신경망을 갖추고 있기 때문에 각 부위별 기능들을 위처럼 단정 지을 수는 없다. ADHD 진단을 받은 소아는 다수의 신경망에서 저활성이나 과활성을 보이지만, 성인은 뇌 국소 부위에서만 이상이 관찰된다. 주로 내정상태회로DMN의 기능 이상과 전두정두신경망CFP의 저활성이 관찰된다. 내정상태회로는 외부의 자극이 아니라 내면의 사고에 초점을 맞출 때, 휴식을 취할 때 활성화되지만, 인지 기능을 사용하여 과제를 수행할 때에는 비활성화되는 특징을 가진 신경망이다. 내정상태회로는 과제를 수행할 때에는 억제되어야 하지만 ADHD 뇌는 비특이적인 반응을 보이며 과제를 수행할 때에도 억제가 되지 않는다. 반면 전두정두신경망은 목표 지향적 프로세스를 조절하며 과제가 변경될 때 이에 유연하게 대응하도록 돕는 역할을 수행한다. ADHD 뇌에서는 이 신경망에서 활성이 저하되어 있다. 전두정두신경망에 포함되어 있는 배측전대상피질도 ADHD 뇌에서 비정상적인 활성을 보이는 부위로 주의력이나 인지 처리, 목표 탐색, 선택과 억제, 오류 탐색, 동기 형성에 필수적인 역할을 한다. 전체적으로 ADHD 뇌에서 주의력을 요하는 과제들을 수행할 때 배측전대상피질은 저활성을 보이고, 휴식 상태에서는 배측전대상피질과 내정상태회로를 포함한 뇌 부위와의 상호 작용에서 이상 반응이 관찰된다.

이러한 신경망 이상은 도파민 등 신경전달물질을 조절하는 기능에 이상이 생겨 발생한다고 본다. 전문가들은 ADHD 뇌에서 신경전달물질의 농도 차이가 시냅스의 강화나 가지치기에 이상 반응을 유발해 신경망 연결에 변화가 생기는 것으로 추정하고 있다.

신경전달물질neurotransmitter
우리 몸의 대부분의 작용은 뇌를 포함한 신경계에서 신호를 전달하며 작동하는데, 이 때 신호를 보내기 위해 신경 세포에서 분비되는 물질을 말한다.

시냅스 가지치기synaptic pruning
뇌는 유아기에 폭발적으로 성장하여 2~3세에 뇌신경 간에 신호를 전달하는 시냅스의 수가 최대치에 달한다. 이후에는 불필요한 시냅스를 줄여 뇌가 더 효율적으로 기능하도록 하는 과정을 시냅스 가지치기라고 한다.

(2) ADHD 뇌의 신경화학적 차이

신경전달물질은 매우 다양하다. 같은 신경전달물질이라도 부위에 따라 다르게 반응하며 다양한 작용을 수행하기도 한다. ADHD와 관련되어 있는 것으로 추정되는 신경전달물질은 매우 많지만, 그 중에서 가장 주요한 두 가지는 도파민DA과 노르에피네프린NE이다.

(a) 도파민

도파민dopamine은 신체의 움직임과 동기 부여, 각성, 보상에 대한 반응과 강화, 주의력, 인지 기능, 정동, 수면, 생식과 모성 등을 조절하는 기능을 갖는다. 평상시에는 낮은 농도로 유지되다가 필요에 따라 적정량이 분비되어 농도가 상승하므로 제 기능을 하게 된다. 대부분의 신경전달물질이나 호르몬이 그런 것처럼, 도파민 역시 적정 농도로 조절될 필요가 있다. 만약 도파민 농도가 낮으면 피로감이나 무기력감, 우울감, 기억력과 주의력 저하 등이 발생한다고 알려져 있으며, 파킨슨병이나 하지불안증후군은 이런 낮은 도파민 농도와 연관되어 있는 질환들로 분류된다.

도파민dopamine

도파민은 뇌를 포함한 신경계에서 생성되어 신경세포들 사이 신호를 전달하는, 즉 신경전달물질 중 한 가지이다. 감정과 의욕의 조절, 학습과 기억, 움직임의 조절에 중요한 역할을 한다. ADHD와 가장 관련성이 높은 신경전달물질로 추측되고 있다.

반대로 도파민 농도가 높으면, 과도한 욕구나 충동 조절의 어려움, 공격성 등이 발생한다고 알려져 있으며, 조증 삽화, 물질 중독 등이 높은 도파민 농도와 연관되어 있는 질환들이다. 조현병은 뇌 부위에 따라 특정 부위에서 과도한 도파민이 분비되어 환청과 망상이 발생하는 질병이다. 반대로 다른 특정한 부위에서는 도리어 도파민이 부족해지면서 조현병 환자의 기능을 저하시키는 음성 증상이 발생한다고 알려져 있다.

ADHD가 도파민과 연관되어 있을 것이라는 의견에는 대체로 이견이 없었으나, 도파민이 부족한 것인지 아니면 과잉한 것인지에 대해서는 논란이 있다. 주의력과 관련된 증상들 중 다수는 도파민의 부족과 관련성이 있을 것으로 의심되었고, 충동성과 일부 주의력 관련 증상들은 도파민 과잉으로 인해 발생한다는 증거가 있었다. 하지만 최근 연구에 따르면, 도파민이 일방적으로 낮거나 높은 것과는 다르다는 의견이 제시되고 있다. ADHD 뇌에서 도파민의 농도를 간접적으로 측정했을 때, 우측 기저핵에서 기저(긴장적tonic 또는 배경적background) 도파민의 농도는 낮은 것으로 측정이 되어 있지만, 도파민을 분비할 때(위상적phasic 또는 일시적transient) 농도는 강화되어 농도가 높은 것으로 측정되었다. 즉 도파민 농도의 기저 상태가 낮고 과도하게 분비되어 긴장성과 위상성 상태가 불균형한 것이 증상의 원인으로 지목되고 있다.

도파민 수용체receptor도 ADHD 증상과 연관이 있을 것으로 보고 있다. 각 신경전달물질은 해당 물질을 받아들이는 수용체와 결합하여 작용하는데, 조절 기능이 있어 해당 물질의 농도가 높은 상태로 유지될 경우 수용체 수는 줄어들고, 낮은 상태로 유지되는 경우에는 수용체 수가 늘어난다. ADHD에서는 평상시에는 도파민이 낮다가 폭발적으로 분비되는데, 수용체 수는 평상시의 도파민 농도에 따라 늘어나 있어 도파민에 대한 반응이 더 크게 일어난다. 도파민에 대한 비정상적이고 폭발적인 반응은 ADHD에서 동일한 자극에 대한 속도가 정상보다 느렸다가 빨라지고 반복하는 식으로 변동을 보이는 것과 연관이 있는 것으로 추정하고 있다.

(b) 노르에피네프린

노르에피네프린norepinephrine은 앞서 언급한 도파민과 더불어 ADHD와 연관성이 높은 신경전달물질이다. 각성, 자극에 대한 반응, 뇌 신경망 활동성 변화를 통한 과제 수행 능력과 집중력 조절과 유지, 시각이나 청각 등 오감의 민감도 조절, 필요한 감각을 증폭시키고 불필요한 감각을 무시하도록 하는 기능을 갖고 있다. 노르에피네프린은 도파민과 마찬가지로 긴장성과 위상성 간의 불균형, 즉 평상시 농도가 낮거나 분비가 과도한 것이 ADHD 증상과 연관성이 있는 것으로 보인다. 또한 노르에피네프린을 신경절에서 신경 내부로 옮겨 주는 노르에피네프린 수송체도 ADHD와 관련성이 높은 것으로 알려져 있다.

노르에피네프린norepinephrine
노르에피네프린은 스트레스에 대한 대응과 교감신경의 조절 기능을 하는 호르몬으로, 신체의 정상 생리적 반응, 소화와 면역의 조절 역할도 수행한다. 뇌에서는 집중, 각성과 수면 주기 조절, 기분, 행동과 관련되어 있는 신경전달물질이다. 도파민과 더불어 ADHD와 가장 연관성이 높은 신경전달물질인 것으로 추정된다.

노르에피네프린 수용체는 도파민 수용체보다 광범위하게 분포되어 있고 역할 또한 다양한데, 각 수용체마다 다르게 신경망의 흥분과 억제를 조절하여 복잡한 작용을 도맡아 한다. 그래서 신체의 운동 신경, 감각 신경, 자율 신경 등에 미치는 영향이 광범위하다. 노르에피네프린은 도파민으로부터 합성되기 때문에 서로의 작용을 완전히 분리할 수 없으며, 현재까지 주목을 덜 받아왔기에 향후 연구가 더 필요한 부분도 있다. 하지만 분명한 것은 ADHD 증상들 중 노르에피네프린의 조절 이상으로 인한 증상들이 있으며, 이에 노르에피네프린 관련 약물이 ADHD 증상 호전에 도움을 주는 경우가 있다는 것이다.

이외에도 우울증 등과 관련된 호르몬 세로토닌serotonin, 신경흥분성 신경전달물질인 글루탐산glutamic acid, 신경억제성 신경전달물질인 가바GABA가 ADHD 증상과 관련성을 보이며, 해당 물질과 관련된 약물들이 일부 증상에 도움이 되었다는 보고도 있다. 앞으로 지속적인 연구를 통해 ADHD의 개념과 분류가 변해 가고 ADHD가 어떠한 신경전달물질과 관련되어 있는지의 여부도 더 분명히 밝혀질 수 있을 것이다.

특정 신경전달물질의 이상이 ADHD의 원인일 수 있다는 것을 강조하기보다는 위와 같이 다양한 신경전달물질이 영향을 끼칠 수 있고, 각 신경전달물질의 저하와 분비 이상의 정도가 다를 수 있다는 것을 말하고 싶다. ADHD는 애초에 단일 원인으로 인한 한 가지의 질환이 아니라 몇 가지 비슷한 핵심 증상들을 공유하고 있는 집합체이다. 어떤 ADHD는 도파민 조절에 주로 문제가 있을 수 있고, 어떤

ADHD는 노르에피네프린 조절에 주로 문제가 있을 수도 있다. 다른 ADHD보다 세로토닌이나 가바의 조절 이상이 뚜렷한 ADHD도 있을 것이다.

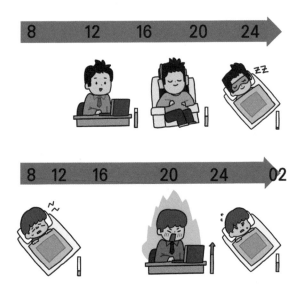

아무도 모르는 나의 ADHD

제4장

그리고 아무도 가르쳐 주지 않던 ADHD의 증상들

왜 힘든지 모르니 어떻게 해결해야 할지 모른다. 힘든 것에 대한 핀잔을 내가 스스로에게 주게 된다. 왜 힘든지 알아야 방향을 알고 약간이나마 해결할 수 있을 것이다.

ADHD는 단점만이 아니라 장점으로 활용할 수 있는 특성이 있다. 하지만 그동안 ADHD가 '장애', 일상생활에 지장으로만 발생한다고 믿어 왔고, 이 때문에 소모적 다툼이 일어나고 있다. 성인들은 진단 기준에 부합하지 않는다는 것, 현 개념과 진단 기준으로 이해하기 어려운 지점이 너무나도 많다는 것은 어쩌면 근원적인, 뿌리부터 고민을 해봐야 하는 부분임에도 말이다. 타이타닉은 경고를 받았음에도 원래의 길을 고집해 침몰했고, 챌린저호는 위험을 경고받았으나 발사를 강행하여 폭발했다. 의학은 가장 조심스럽게 접근해야 할 학문이지만, 현 개념에 이상이 있다는 수많은 경고에 대한 고려가 1994년 DSM-IV 이후 거의 30년간 이루어지지 않고 있다.

ADHD의 기존 개념, 그리고 진단 기준은 다들 알고 있듯이, '집중을 못 한다', '충동적이다', '부산스럽다'이다. 그중 핵심적이고 가장 강조되는 ADHD의 개념은 집중을 못 하는 장애라는 것이다. 하지만 ADHD에 대해 조금이라도 알아본다면 ADHD가 꼭 집중의 어려움이 있지는 않다는 것, 그리고 남들보다 집중을 잘하는 과집중이 발생한다는 것이다. '집중을 잘 하는 ADHD', '조용한 ADHD'. 괴이한 용어 조합이 발생한다는 것은 무언가 잘못되어 있다는 뜻 아닐까.

(1) ADHD에 대한 새로운 개념

과연 ADHD는 무엇일까? 근본적인 질문에 우리는 다양한 방식으로 답해 왔다. 이번 장에서는 동전의 양면과 같은 성인 ADHD의 상반된 측면들을 좀 더 깊이 있게 들여다볼 것이다.

일반적으로 ADHD는 그 이름인 주의력 결핍 과잉행동장애에서 보이는 것처럼 '장애', 즉 일상생활에서의 기능에 어떠한 지장을 주는 상태, 또는 증상의 모음으로 본다. 하지만 필자가 감히 수많은 정신과 석학들과 교수님들에 의견에 반해 말하고자 하는 것의 핵심은 다음과 같다.

ADHD는 '장애'가 아니다.

본 책에서는 ADHD를 신경발달장애가 아닌 선천적으로 뇌를 다르게 가지고 태어난 특성trait으로 본다. ADHD는 다양한 능력들이 평균 범위에서 벗어나 있는 것으로 개인의 특성, 그리고 능력을 활용할 수 있는 환경에 따라 장점으로도, 단점으로도 작용할 수 있다는 것이다. ADHD로 인한 어려움을 겪는 사람들이 수없이 많다는 것, 그리고 이를 신경발달장애로도 볼 수 있다는 것을 부정하는 것이 아니다. 집중에 많은 어려움을 겪을 수 있다는 것을 부정하는 것도 아니다. 하지만 ADHD를 장애라고 생각한다면, 집중의 어려움과 충동성, 과잉행동을 진단 기준 이내에만 초점을 맞춘다면 많은 ADHD는 진단이 되지 않을 것이고, 어려움을 겪는 것을 스스로조차 인식하지 못할 것이다. 그리고 수많은 치료 실패 사례가 쌓일 것이라고 감히 주장한다.

ADHD는 다수의 정신과 진단들이 그렇듯 단일한 질병이 아니라 대표적인 특성, 즉 진단 기준을 공유한 집단이다. 이를 증후군이라고 하는데, 대부분의 정신과 진단은 그 특성상 증후군일 수밖에 없다. 이 때문에 같은 진단이라 하더라도 증상의 종류부터 정도에 이르기까지 개인에 따라 천차만별이다. 이것이 ADHD에 대한 오해, 고정관념을 낳는 근본적인 원인 중 하나일 것이다. 집중을 못 하는 것은 ADHD에서 가장 흔하고 눈에 띄는 특성이다. 하지만 여기에 대해 반복적으로 염두에 두어야 할 부분은 집중의 어려움을 겪는 정도가 사람마다 다를 것이고, 집중을 못 하는 양상이 다를 것이며, 사실은 집중의 어려움을 겪는지 여부조차 다를 것이다.

본 책에서 설명하고자 하는 ADHD의 정의와 특성들은 다음과 같다.

－ADHD는 장애disorder가 아닌 능력적 특성, 선천적 기질이다. 이 를 감안하여 추후 명칭이 바뀔 필요가 있을 것이다.

- ADHD는 뇌내 신경전달물질neurotransmitter의 분비 차이로 인해 실행 기능의 조절 이상dysregulation과 불안정성instability을 특징으로 하는 뇌의 특성brain trait이다.
- 일상생활에 지장이 없는 경우, ADHD는 성격, 또는 능력적 특성으로 볼 수 있으며, 다수의 증상을 가지고 있더라도 치료가 필수적이지 않다.
- ADHD는 일상생활에서 단점으로만 작용하는 게 아니며, 창의성, 사고의 속도, 인지적 역동cognitive dynamism, 의사결정 능력, 의욕, 성실성과 정직성, 탄력 회복성 등 다방면에서 장점으로 작용할 수 있다.
- ADHD로 인해 일상생활에서 어려움을 겪는 경우, 의식적 사고와 행동, 생각, 감정, 행동, 충동, 수면 등에서 조절의 어려움이 나타날 수 있다.

ADHD는 항상 일상생활에 지장을 유발하는 것이 아니라 개인에 따라, 환경에 따라 얼마든지 차이가 날 수 있다. ADHD가 있더라도 이전까지 생활에 지장이 없던 사람이 학년이 올라가면서, 대학교에 진학하면서, 직장에 취업하면서, 이직하면서 어려움을 겪을 수 있다는 건 잘 알려져 있다. ADHD 특성이 강하더라도 스트레스가 적은 환경에서는 치료가 필요하지 않을 수 있으며, ADHD 특성이 매우 경미하더라도 경쟁과 스트레스가 많은 환경에서는 얼마든지 이에 대한 치료가 필요할 수 있다.

(2) ADHD 증상들을 알아보기 전에 꼭 염두에 둬야 할 사항

(a) 한 가지 증상이 있다고 해서 모두가 ADHD인 건 아니다

무엇보다 이 기준이 ADHD 진단에 있어 가장 중요하다. 한 가지 증상이 발현되었다고 해서 해당 환자가 무조건 ADHD 환자라고 단언해서는 안 된다. 주의력 결핍이 대표적이다. ADHD 환자라 해도 모든 증상을 다 갖고 있지는 않다. 우리의 실행 기능은 성격이나 지능, 개성처럼 개인마다 차이가 난다. 대부분은 일정 범위 내에서 유지, 조절되지만, 사람에 따라 변동은 존재하기 때문에 한두 가지 증상의 유무만으로 섣불리 ADHD 여부를 판단할 수 없다.

다음 페이지에는 ADHD의 주요 증상들을 생각과 감정을 포함해 일반적으로 알려져 있는 진단 기준에 비해 더 다양하게 작성하였다. 본인이 다수에 해당되더라도 일상생활에 어려움이 없다면 단지 해당 특성을 가진 사람인 것이지 치료가 필요한 것이 아니다. 또한 이는 공식적인 진단 기준이 아니라는 것에 주의하며 가능성을 탐색하기 위함이니, 이를 ADHD의 판단 여부로 삼지 않기를 바란다. 여러 영역의 증상에 해당이 되면서 기분과 대인 관계 등에서 다양한 어려움이 지속되는 경우, ADHD에 대한 고려하에 정신과 진료를 권유한다.

(b) 같은 영역에 대해서도 사람마다 양상이 크게 차이 날 수 있다

ADHD는 단일 질환이 아니기 때문에 양상이 사람마다 크게 차이가 난다. 선천적인 기질과 특성, 신체적 기능만이 아니라 개인이 처한 환경과 상황에 따라 현격한 차이가 날 수 있다. 같은 영역의 문제라 해도 증상의 양상이 정반대로 나타날 수 있다는 것에 주의가 필요하며, 심지어 동시에 나타날 수도 있다는 것에 대한 고려가 필요하다.

예를 들어 주의력 조절 문제라 해도 그 양상은 천차만별일 수 있다. 생각이 쉴 새 없이 떠오르거나, 무의식적인 딴짓, 소리가 들렸을 때 그쪽으로 주의가 쏠릴 수 있다. 뭘 하건 오랫동안 집중하지 못할 수도 있고, 도리어 지나치게 오랫동안 한 가지 일만 해서 문제가 될 수도 있다. 여러 일을 동시에 하거나, 한 가지 일 이외에 다른 일을 아예 신경 쓰지 못할 수 있다. 흥미가 없는 것에만 집중을 못할 수 있고, 개인적인 일에만 집중을 못하기도 한다.

(c) 주위 환경과 현재 상태에 따라 양상이 달라질 수 있다

ADHD를 선천적 특성 내지 능력으로 볼 수 있는 만큼 환경에 따라 겪는 어려움에도 큰 차이가 날 수 있다. 한 가지 일에만 집중할 수 있는 사람이 동시에 여러 일을 수행해야 하는 환경에서는 어려움이 클 것이다. 흥미에 따라 주의력의 편차가 매우 큰 사람에게 단순하지만 반복적이고 지루한 일을 맡긴다면 고통스러울 것이다. 하지만 이들이 모두 자신에게 맞는 적합한 환경에서 일을 한다면 일에 집중하는 데 전혀 어려움을 느끼지 못할 것이다.

신체적, 감정적인 상태에 따라서도 양상에 큰 차이가 날 수 있다. 실행 기능은 우울감, 불안감, 피로감 등에 의해 쉽게 저하될 수 있다.

평소에 어려움이 없더라도 실행 기능의 저하에 따라 증상이 튀어나올 수 있다. 하지만 이 부분은 ADHD 여부와 상관없이 모든 사람에서 발생한다는 점에서 유의해야 한다. 밤샘을 하고 피곤할 때 집중이나 감정 조절이 어려운 건 누구에게나 해당하기 때문이다. 작은 변화에도 쉽게, 빈번하게 발생하는 경우에야 이를 ADHD 증상으로 고려할 수 있다.

가장 대표적인 사례들은 이전까지는 괜찮다가 대학교나 직장 등 새로운 환경에 들어가면서 주의력 관련 문제가 발생하는 경우다. 대학교에서는 중고등학교 때와는 달리 주의력을 보조해 줄 만한 안전장치들(학원이나 부모님 등)이 없어지고 충동을 유발하는 자극이 늘어나거나 배우는 내용이 급격히 어려워지며 혼란을 겪게 된다. 직장에서는 대인 관계로 인한 스트레스, 성취 욕구, 업무의 특성에 따라 학교에서 문제없던 경우라도 어려움을 겪는 경우가 흔하다. 실행 기능이 기분, 피로감 등에 따라 예민하게 저하되는 영역임을 고려할 때, 평소에는 아무렇지 않다가 신변의 작은 변화에도 금세 영향을 받는다면 ADHD를 의심해 볼 수 있을 것이다. 이는 어쩌면 증상이 경미해서 경계선 수준에 머물러 있다가 실행 기능이 저하된 것일 수도 있고, 다른 기능으로 부족한 기능을 보완하던 중 약간의 저하에도 어려움을 겪는 것일 가능성도 있다.

(d) 시간이 지남에 따라 증상이 덜해지거나 심해질 수 있다

ADHD는 엄밀히 말해서 뇌의 '특성'이며 그 전모가 아직 모두 밝혀진 건 아니다. 최근 아무리 뇌과학이 발달했다 하더라도 인간의 뇌는 우리가 미처 파악하지 못한 부분이 많을 수밖에 없다. 아직 이해하지 못한 원인들로 인해 사람마다 뇌의 발달과 특성에 차이를 보인다.

그중 ADHD 뇌가 갖는 특성은 성장이 대조군에 비해 느리고, 특히 전전두엽 부위에서는 5년 가까이 늦으며, 성장에 따라 뇌 구조의 차이가 줄어든다는 것이다. 나이가 들면서 두뇌가 그 간격을 따라잡으며 증상의 일부가 자연스럽게 완화될 여지가 있다. 또한 증상을 보완하기 위한 나만의 습관을 만들어 가면서 겉으로 보기에 증상이 없어진 것처럼 보일 수도 있다. 대표적으로, 메모하는 습관을 만들어 깜빡하는 것을 보완하거나, 가지고 다니는 물건을 제한하고 제자리를 만들어 물건 잊어버리는 실수를 줄이는 습관 따위가 있을 것이다. 반대로 뇌의 실행 기능은 신체의 다른 영역처럼 노화에 따라 저하되는 영역인 만큼 전에 없던 증상들이 새로 발생하거나 기존의 미미한 증상들이 악화될 가능성도 있다. 예를 들어 대학교까지는 집중력이 좋아 10시간씩 주변 소음도 못 듣고 과집중하던 사람이 수년 후에는 집중에 어려움을 겪을 수도 있다.

(e) 증상이 아니라 고통이 치료의 기준이다

가장 중요한 것은 어떤 증상이 있는지가 아니라 내가 그로 인해 일상생활에서 괴로움을 겪고 있는가 하는 문제다. ADHD의 모든 증상을 보유하고 있다 하더라도, 일상생활에서 어려움이 없다면 그건 본인만의 성격이자 뇌의 특성으로 넘어갈 수 있다. 이 경우 실행 기능이 아닌 다른 기능과 방법들을 통해 적응하고 보완했거나, ADHD의 다양한 특성들이 기능을 향상시키는 쪽으로 작용하고 있을 가능성도 있고, 아니면 현재 환경이 내 능력과 특성에 잘 맞는 상황일 수도 있을 것이다. 하지만 ADHD의 특성들을 다수 가지고 있는 경우, 그리고 일상생활에서 괴로움을 겪고 있다면 ADHD의 치료가 필요한 상황일 수 있다. 고전적인 ADHD 증상으로 분류되는 집중의 어려움, 충동 조절의 어려움, 과잉행동만이 아니라 장기간 조절되지 않는 기분(우울감이나 불안감 등), 수면 증상(불면, 불규칙한 수면 등), 대인 관계 문제 등이 복합적으로 나타난다면 ADHD 치료를 고민해 볼 필요가 있다.

(3) 다양한 ADHD 특성들

아래는 필자 본인을 포함해 다수의 성인 ADHD 환자들을 진료하면서 관찰한 특성들을 분류, 정리한 것이다. 대부분은 서적과 논문을 통해 ADHD와의 연관성이 있다는 점을 재차 확인하였으나 일부는 근거가 부족하고, 자의적으로 증상에 포함시켰다가 최후반부의 몇 증상은 상당히 높은 비율, 체감상 30% 이상의 ADHD 환자들에서 관찰하였기에 근거의 부족과 비난을 무릅쓰고 작성했다. 의학의 영역이 지나치게 세분화되는 과정에서 간과된 증상이 아닐까 의심하여 작성했으므로, 향후 연관 가능성이 밝혀질 수도 있다 정도로 여겼으면 한다.

주의력을 포함한 많은 ADHD의 특성들은 독립적으로 존재하지 않는다. 이해가 수월하도록 영역을 나누어 기술하였으나 각 영역들은 서로 영향을 주고받으며, 필자 능력의 한계로 본 책에서는 이렇게 기술하였으나 향후 더 상세하고 과학적인 분류 방식이 나올 수도 있다. 그래도 현 시점에서는 비교적 증상을 다양하게, 약간이나마 이해가 수월하도록 작성했다고 자부한다.

(a) 과도한 무의식increased unconsciousness

"왜 그랬어? 너 도대체 왜 그랬는데?" 왜 그랬는지는 알고 있다. 하지만 왜 그랬는지 모른다. 내가 그렇게 하고 싶었던 마음은 있었을 것이다. 하지만 그렇게 한 내 자신을 받아들일 수가 없다.

이를 가장 앞서 기술한 것은 이것이 많은 ADHD 증상의 배경이 될 수 있기 때문이다. 실행 기능의 핵심 역할은 의식적으로 생각하고 행동하도록 하는 것이다. 어려움을 겪는 방식은 각각 다를 것이나, ADHD는 크게는 개인의 의식적인 부분의 조절, 또는 반대로 무의식적인 부분의 조절에 어려움을 겪는다고 볼 수 있다. 누구나 의식과 무의식의 영역이 나뉘어져 있을 때, 무의식의 영역이 더 넓다고 볼 수도 있다. 이것이 꼭 단점으로만 작용하는 것은 아니다. 예를 들어 어떤 일을 새로 배울 때는 의식적으로 수행을 해야 하며, ADHD가 있는 경우 새로운 일을 배울 때 스트레스를 더 많이 받거나 집중을 어려워하는 경우가 흔히 보인다. 새로운 것을 회피하려 시도하거나 심한 불안감을 느끼는 경우도 있다. 하지만 점차 익숙해지며 의식적으로 수행해야 하는 부분이 줄어들면서, 또는 의식을 적게 사용하고 일을 할 수 있게 되면서 일에 대한 어려움, 실수, 필요한 집중력이 줄어든다. 이 경우 ADHD는 점차 다른 사람들만큼, 일과 개인 특성에 따라서는 평균보다 훨씬 빠르고 능숙하게, 적은 스트레스를 받으며 일을 오랫동안 수행할 수도 있을 것이다. 이렇게 장점으로도 기능할 수 있는 특성이나, 많은 분들이 괴로워하는 어려움들과 강하게 연관이 되어 있다.

'나도 모르게 그렇게 했다'라고 이야기하며 이에 대해 후회하는 것은 누구에게나 발생할 수 있다. 신체적, 정신적 상태가 저하되었을 때, 힘든 일을 앞두고 있을 때 더 쉽게 발생한다. ADHD에서는 이러한 일이 평균보다 더 많이, 자주, 심하게 나타난다. 전형적으로는 진단 기준에 해당되는 증상인 일을 미루는 성향부터, 대수롭지 않게 지나치지만 흔하고 의외로 생활에 지장을 주는 밤에 '자고 싶지 않은' 증상, 많은 자책과 괴로움을 유발하는 폭식과 자해, 별개의 질환으로 분류되어 있는 머리카락을 뽑는 증상 등 다양한 증상들이 이와 연관이 되어 있다.

이러한 성향 때문에 직접적으로 고통을 받을 뿐만이 아니라, 이를 극복하려는 과정에서 간접적으로도 고통을 받는다. 다양한 해결법을 사용하여 극복해 나가는데, 이러한 해결법들 중 다수는 더 많은 긴장과 노력이 필요하다. 견뎌 낼만 하고 일상생활에서 어려움이 없다면 이를 특성으로 여겨 활용해 나가면 될 것이다. 하지만 보통사람들 보다 더 노력을 하다 한계에 부딪히는 경우가 정신과를 방문하는 분들 중 많다.

(b) 생각의 조절thought control

정신과 레지던트 초기에 알게 된 것은, 다른 사람들은 많은 생각을 하면서 말을 한다는 것이었다. 그리고 내가 생각을 충분히 하지 않으면서 무의식적으로 말을 하고 있다는 것을 그제야 알게 되었다. 아마 정신과 수련을 받지 않았다면 이 차이점을 평생 몰랐을지도 모르겠다. 말할 때 오토파일럿 모드가 되었던 것이다. 지금은 그나마 의식적으로 생각을 해가며 말하지만 가끔 상태가 안 좋을 때는 무슨 말을 하고 있는지 스스로도 모를 때가 있다.

많은 ADHD는 생각의 조절에 대한 어려움을 다양한 양상으로 겪는다. 흔한, 어쩌면 대부분의 ADHD가 있는 분들이 고통을 겪는 부분임에도 의외로 간과되고 스스로도 인식하지 못한다. 머리속의 생각을 비교한다는 것은 쉽지 않은 일이고, 많은 생각들은 자아동조적ego-syntonic 특성을 지니고 있어 이 때문에 고통스러운지 여부가 인식이 어렵다. 가장 대표적인 경우는 생각이 멈춰지지 않는 특성일 것이다.

'생각이라는 게 안 할 수가 있는 거였어요?'

진료를 하다 보면 이런 반응을 보이는 분들이 적지 않다. 개인 경험 한정이지만, 필자가 겪은 ADHD는 70% 정도가 원래부터, 또는 특정 시점부터 생각이 많고 잘 멈춰지지 않는다고 표현했다. 국내외 ADHD 커뮤니티나 잡지 등에서는 이로 인한 고통을 표현하고 다양한 단어로 표현하지만(과도한 생각overthinking, 강박적 사고obsessive thoughts, 사고질주racing thoughts 등) 진단 기준에는 해당되는 부분이 없으며, 진료 시 관심의 대상이 되는 경우가 드문 것 같다.

－사고 억제의 어려움: 어떤 일에 집중할 때가 아니면 생각을 멈추지 못한다. 정도가 심한 경우에는 집중하면서도, 때로는 자면서도 다른 생각이 끊이지 않는다. 혼자 있을 때나 잠자리에 들 때처럼 주변 자극이 거의 없는 환경에서 이런 경향이 심해져 때문에 혼자 있는 것을 괴로워하는 요인 중 하나가 된다. 이와 관련되어 자기 직전까지 휴대폰으로 영상을 틀어 놓기, 전자책 듣기, 음악 듣기 등 집중으로 생각을 줄이는 습관이 생기는 것으로 보인다. 조명을 켜 두는 경우도 흔히 보이며, 어둡고 자극이 적은 환경에서 생각이 늘어나는 경향이 관련되어 있을 것으로 보인다. 대체로 어린 시절부터 시작되어 시작 시점을 모르거나 초중고 학창 시절부터 시작되는데, 성인기에 큰 스트레스를 겪거나 우울증이 발생한 다음 지속되는 경우도 있다.

–빠르고 많은 생각: 생각이 빠르거나 많은 것은 ADHD의 초능력 superpower로도 불리며, ADHD를 가진 정신과 의사들이 이를 종종 언급한다. 이는 정도와 활용 양상에 따라서 능력으로도 기능하나, 많은 어려움으로도 작용한다. 생각의 속도가 빠른 것은 일의 속도, 처리량을 늘릴 수 있고 빠른 판단을 가능토록 한다. 하지만 생각의 중간 과정을 인식하지 못해 남들과 의사소통이 어려워질 수 있고, 심지어 스스로도 생각을 이해하지 못할 수도 있다.

드물게 2개 이상의 생각이 동시에 들고 이를 활용한다는 경우들도 있었다. 한 가지에 집중을 하며 동시에 다른 생각을 해도 각각의 생각에 지장이 없는 경우이다. 하지만 대체로 이러한 양상은 집중에 지장을 주는 요인으로 작용하는 것 같다. 심한 경우는 몇 개의 생각을 동시에 하는지 인식하기 어려울 정도로 다양하다거나, 생각이 잡음으로만 느껴진다고 할 정도이다.

–생각 방향 조절의 어려움: 생각하고자 하는 주제에 대한 생각이 주로 떠오르는 것이 아니라 잡생각들이 많다고 느낀다. 불필요하고 산만한 생각들이 쉴 새 없이 떠오른다. 이것이 창의적 사고로 활용이 되는 경우도 많고 이 역시 ADHD의 초능력 중 하나로 언급된다. 하지만 정신과에 방문하는 경우에는 집중의 어려움을 유발하거나, 과도한 걱정과 불안의 원인으로 작용하고, 수면장애가 쉽게 발생하도록 영향을 주는 것으로 보인다.

–생각의 반복과 침투사고: 앞선 양상들과 겹치는 부분도 있으나, 많

은 어려움을 유발하고 다른 질환과 유사한 양상, 또는 다른 질환이 이 양상을 띨 수도 있어 조심스럽게 접근이 필요하다. 경미한 경우에는 스트레스를 받을 때에만 현실적인 걱정에 대해 반복적으로 떠오르는, 누구에게나 발생하는 사고 양상이 더 쉽게, 자주, 심하게 발생하는 정도이다. 약간 더 심한 경우에는 스트레스 여부와 관계없이 생각이 반복될 수도 있다.

심한 경우에는 '침투사고', 즉 내 의지와 상관없이 생각이나 이미지가 반복되는 양상을 보인다. 떠올릴 필요 없는 과거의 일, 이미지가 반복적으로 떠올라 고통을 유발한다.

침투사고가 강박사고 양상으로 나타나는 경우가 관찰된다. 이 경우 강박증과 구별에 어려움이 있는데, 뒤에서 다시 설명하겠다. 현실적으로 과도하고 불필요한 생각들이 반복된다.

망상 양상의 침투사고는 타 질환과 매우 감별이 어려운데, 통계에서는 ADHD의 10% 정도에서 발생한다는 보고도 있을 정도이다.

ⓐ 현재의 스트레스와 관련된 생각, 걱정

Ex) 시험에 대한 걱정, 이사에 대한 걱정 등

ⓑ 현재 고민할 필요가 없는 걱정, 지나간 과거 사건들

Ex) 과거 스트레스를 받았던 사건에 대한 생각. 또는 고민할 필요가 없는 단순한 과거의 기억

ⓒ 강박사고 양상:

Ex) 사고가 발생할 것 같다는 생각 – 대중교통을 타는 중 사고가

날 것 같다, 건물에 들어가 있는데 사고가 날 것 같다 등

확인을 해야 한다는 생각 – 가스 불, 문, 전기 콘센트 등

오염이 되었다는 생각

비특이적 양상 – '오른손으로 만지면 왼손으로도 만져야 한다',

'1을 보면 2도 보아야 한다' 등

ⓓ 망상 양상:

다른 사람이 나를 괴롭히려는 것 같다는 생각

상대방의 모든 행동을 나와 연관지어 생각하게 되는 등

– 생각 인식의 어려움: 스스로의 생각을 인지하는 것이 어렵다고 느끼거나 '생각이 없다'라고 느끼는 경우가 종종 있다. 일상의 많은 부분이 충동적으로 이루어지거나, 생각이 혼란스럽고 정리하기 어려워서 그럴 수도 있을 것이다. 생각의 속도가 빠른 것이 인식 방해에 영향을 줄 수 있을 것이다. 유사하지만 정도가 덜한 경우로, 궁금한 것이 없다, 질문이 없다고 표현하는 경우도 보인다.

– 유연한 사고의 어려움: 인지유연성cognitive flexibility는 다양한 실행 기능이 복합적으로 작용하는 고위 실행 기능으로 알려져 있다. 개인 특성, 실행 기능에 따라 유연한 사고의 어려움을 겪는 양상이 다양하다. 이것이 꼭 단점으로만 작용하는 것이 아니라, 강한 추진력과 의지로 작용하는 경우도 있는 것으로 보인다. 일부는 본인의 ADHD 특성에 적응해 가는 과정에서 형성되었을 가능성도 있을

것이다. 하지만 정신과에 방문하는 경우에는 이러한 특성들과 연관된 어려움을 겪는 경우가 많은 것으로 보인다.

ⓐ 생각 변경의 어려움: 한번 특정한 생각이 들면 이를 바꾸는 것이 어렵다. 특정 사람과의 약속이나 중요한 일과 관련된 계획 등, 모든 생각에서 어려움을 겪기보다는 일부 생각에서만 어려움, 생각을 바꾸며 많은 스트레스, 고통, 감정 조절의 어려움이 발생한 경우가 있다. 불안이나 화 등 감정적 어려움으로 나타나는 경우가 많으나, 무기력함이나 신체적 증상으로 고통이 표현되는 경우도 있다.

ⓑ 주의력 이동의 어려움: ADHD는 대체로 한 가지 일에 집중하기 어렵고 산만하다는 고정 관념이 있고, 이는 진단 기준에 해당된다. 하지만 이와 반대로 한 가지 일에서 주의력을 이동하는 것이 어려운 경우도 흔하다. 기존에 알려져 있는 것과 반대로 ADHD임에도 한 가지 일만 꾸준히 하는 것이 적합한 특성이라고 볼 수 있다. 이 경우 한 가지 일을 꾸준히 할 때에는 어려움을 겪지 않으나, 중간에 다른 일이 발생하는 경우, 또 업무의 성격이 여러 일에 동시에 신경을 써야 하는 경우 등에서 어려움을 겪는다. 환경과 업무적 성격에 따라서, 개인의 적응 전략에 따라서, 그리고 스트레스가 적을 때에는 이러한 어려움은 전혀 눈에 띄지 않을 수도 있다.

ⓒ 강한 완벽주의적 성향: 매사를 완벽하게 수행하려는 성향으로 고통을 느끼지만 조절하기가 어렵다. 실수에 대해 용인하지 못하고 과도하게 불안해하며 확인을 반복하거나, 완벽하게 하기 위해 일을

비효율적으로 수행할 수 있다. 이러한 면이 꼭 단점이 되는 것은 아니나, 휴식 시간을 줄이거나 지속적인 긴장을 유발하는 것으로 보인다. 일을 완벽하게 하기 어려운 경우 많은 부담을 느끼고 일을 미루거나 포기하는 경우가 관찰된다.

ⓓ 이분법적 사고와 극단적 사고: 누구나 이분법적 사고방식, 극단적인 사고방식을 가질 수 있으나 이러한 경향을 더 많은 곳에서, 더 심하게 보인다. 매우 다양한 양상으로 나타날 수 있으나, 대표적이며 흔한 양상 중 하나는 자신에 대해 능력 있다 / 능력 없다 2가지로 나누어 생각을 하고 실수, 실패에 대해 심한 예기불안이 발생하는 것이다. 1번의 실수에 극심한 불안, 초조, 무기력함이 발생하는 경우도 관찰된다. 다소 특이한 사례로, 이전까지 이러한 성향을 스스로 확인하지 못하다가 한 차례의 실수를 겪으면서 극심한 불안감을 겪고, 이후에야 이러한 사고 방식이 드러나는 경우도 있었다. 이러한 성향은 많은 노력을 하도록 하여 능력과 성취에 도움을 줄 수 있다. 하지만 정신과에 방문하는 경우에는 성공을 거두면서도 불안, 긴장이 심하여 고통스러워하는 경우가 많다.

(c) 감정의 조절emotion control

연애를 할 때면 매일 만나고 싶어 안달하는 게 정상이고, 안 만나면 텅 빈 느낌에 가슴이 조여와 주먹으로 멍이 들도록 가슴을 치는 게 당연한 건 줄 알았다. 친구들이 애인을 주말에만 만난다고 말하는 걸 도무지 이해할 수가 없었다. 만남에 집착하는 것을 사랑으로만 알았지만, 사실은 공허함으로 인한 고통을 피하려 했던 것이다.

감정 조절의 어려움은 ADHD의 핵심 증상 중 하나로 여겨지며, 이것이 진단 기준에 들어가야 한다는 주장을 많은 연구자들이 할 정도이다. 일반적으로 충동적이고 극단적인 감정, 불안정하고 변동이 많은 감정 등이 증상으로 여겨진다. 하지만 많은 환자분들을 관찰해 온 결과, 그리고 필자의 개인 경험상 더욱 다양한 양상으로 나타날 수 있다고 생각 된다. 이러한 부분들은 다른 정신과적 문제들과 겹치고 구별이 어려운 면이 있다. 구별을 위해서는 충분한 연구 인력, 환경이 갖춰진 상태에서 ADHD에 대한 고려하에 연구를 진행해야 한다. 하지만 현재 ADHD의 감정 관련 증상으로 여겨지는 것보다 더 다양할 가능성이 높다고 생각한다.

－불안정한 감정, 감정 기복: 작은 자극에도 기분 변화가 크고 극단적이다. 기분이 편안하거나 아무 일 없다가도, 나중에 생각했을 때에는 별일 아닌 자극에 심한 우울감, 분노 등이 발생할 수 있고 이러한 감정이 억제되지 않아 행동으로 이어질 수도 있다. 부정적인 감정만이 아니라 매우 큰 기쁨, 흥분 등도 발생할 수 있다.

감정의 변화가 빠르고 빈번한 양상으로 나타날 수 있다. 하루 중에도 잦은 변동, 외부적인 요인과 관계없이 생각으로 인한 변동도 나타날 수 있다.

　대체로 감정 관련 증상의 초점은 고통에 맞춰져 있다. 하지만 많은 ADHD 관련 특성들은 장점으로도 기능한다. 필자의 ADHD 진료 경험에서는 예술 관련 업종의 비율이 높은데, 풍부한 감정이 장점으로 기능하는 부분이 있을 것으로 여겨진다. 하지만 이는 개인의 경험일 뿐이고 편향bias의 수도 있음을 감안해야 한다. 또한 일부 ADHD에서 회복탄력성resilience이 높을 수 있다는 의견이 있는데, 소수의 경우에서는 빈번한 감정의 변화가 우울감이나 불안감에서 빠르게 벗어나도록 작용할 수도 있지 않을까 생각이 든다.

편향Bias

연구 등에서 설계, 분석 등 다양한 원인으로 부정확한 결과를 초래하는 것이다. 객관적이지 않고 치우쳐 있는 생각이라고도 볼 수 있을 것이다. 본 책의 경우 편향을 초래하는 가장 큰 원인은 필자 1인이 대부분의 내용을 작성하여, 많은 부분이 개인 경험에 한정되어 있다는 것이다.

회복탄력성Resilience

회복탄력성은 스트레스에 저항하여 일상생활을 유지하는 능력이다. 스트레스에 견디고 적응하는 능력, 스트레스 후 회복하는 능력이 종합되어 있는 것이다. 연구에서는 ADHD에서 회복탄력성이 낮은 경향을 보이나, 회복탄력성이 높을 수 있다는 의견들도 상당수 있다.

-공허함: 일반적으로 ADHD가 아닌 별개의 문제로 여겨지는 특성
이나 호소하는 경우가 드물지 않고, 일부의 경우에는 만성적으로
지속되었던 공허함이 약물 치료만으로 완화되는 경우가 있다. 주로
혼자 있을 때 공허함을 느끼며, 심한 경우 다른 사람과 있을 때도 자
주 외로움을 느낀다. 텅 빈 느낌, 혼자 덩그러니 남겨졌다는 생각이
든다. 가슴 통증의 반복과 같은 신체적인 감각과 고통으로 느낄 수
도 있다. 공허함을 줄이기 위해 약속을 과도하게 잡거나 활동을 늘
리고, 휴식을 줄이고 일을 늘리는 경우도 관찰된다.

-과도한 공감, 빈약한 공감: 상대의 감정에 대한 반응과 공감이 과하
고 예민하거나, 적고 둔감한 양상이 드물지 않게 관찰된다.

과민한 양상의 경우 상대의 감정, 표정 변화에 매우 민감하게 반
응하고 상대에게 부정적인 감정을 불러일으키지 않으려 노력한다.
상대의 이야기에 공감, 몰입을 하며 화자 본인보다 고통스럽게 느
끼기도 한다. 불안이 심한 경우 상대의 작은 행동을 자신과 연관지
어 생각하는 관계사고와 유사한 양상이 일시적으로 관찰되기도 하
였다.

반대로 상대의 감정에 둔감하고 상대가 어떤 감정을 느낄지 예
상을 안 하고 무심하거나, 예상을 어려워하고 불안해하기도 한다.
공감이 어렵거나 다른 사람과 느끼는 감정이 다른 것 같다고도 이야
기한다.

공감 관련 특성은 개인마다 차이가 클 것으로 보이며, 유사한 양

상을 보이더라도 원인이 다를 가능성이 있다. 태생적으로 타고난 부분이 있을 것이나 사회에 적응해 나가는 과정에서 형성된 부분도 있을 것이다. 또한 공감이 어려운 경우 만성적인 불안, 우울 등이 영향을 미치는 경우도 있어, 장기간 공감이 어려웠던 경우에도 불안 및 ADHD로 인한 고통이 완화되며 동시에 공감 능력이 향상되는 경우가 관찰되었다.

(d) 충동의 조절impulse control

과거 친한 친구 한 명이 필자에 대해 평가하기를, 제정신이 아닌데 자제심이 어마어마해서 버티고 있는 것이라고 했다. 그때는 웃고 넘겼지만, 지금 생각하면 ADHD의 특성에 대한 매우 통찰력 높은 평가였다. 그 친구가 정신과 의사를 했더라면 아마 정신과의 역사가 바뀌었을지도 모른다.

진단 기준에는 충동 관련 증상이 급한 성향, 참을성 없고 기다리지 못하는 양상으로만 묘사된다. 하지만 성인의 경우 이러한 증상들에 거의 해당되지 않는다는 것이 밝혀져 있다. 이에 대해 충동 관련 증상이 성인에서는 호전되었다고 하지만, 실제로는 매우 다양한 양상으로 나타나 고통을 겪는 경우가 많은 것으로 보인다. ADHD에서 머리카락 뽑기, 폭식, 비자살성 자해 등의 발생률이 높다는 연구가 다수 있음에도 아직 이에 대한 고려는 거의 이루어지지 않는다.

충동이란 무엇일지 먼저 생각을 해보아야 할 것이다. 충동은 어떠한 행동을 하고 싶다는 갑작스럽고 강한 욕구로 정의된다. 누구에게나 있으며, 항상 있는 것이라고 볼 수 있다. 그리고 욕구라는 것은 너무나도 다양하다.

ADHD와 관련된 다수의 증상들이 그렇지만, 충동 조절의 어려움은 특히 감정적, 신체적 상태에 따라 차이를 보이며 상대적으로 스트레스에 더 취약할 가능성이 있다. 이러한 충동 관련 증상들은 그 자체도 고통을 유발하고 완화시켜야 하지만, 현재 신체적으로나 감정적으로 겪는 스트레스에 대한 일종의 지표로도 삼을 수 있을 것이다. 예를 들어 폭식 및 구토가 드물지 않게 발생하고 구토에 대해 자책하며 힘들어하는 경우가 흔하다. 폭식 자체에 대한 치료도 도움이 될 수 있지만, 간혹 폭식 이전에 감정적인 어려움, 불안, 긴장 등이 존재하는 경우가 있어 이에 대한 탐색이 이루어져야 할 것이다.

− 일반적인 욕구 억제의 어려움: 쇼핑 등 금전의 사용, 식욕, 성욕, 음주, 흡연, 게임 등 누구나 가지고 있는 욕구가 많거나 일반적인 경우보다 억누르는 것이 어렵다. 그런데 이러한 욕구는 누구나 가지고 있으며, 스트레스를 받고 있다면 당연히 그 욕구를 억누르기 어렵기에 ADHD의 양상이라고 단정짓기 어렵다. 평균적인 경우와 뚜렷하게 차이를 보이는지 여부가 판단의 기준이 되어야 하지만 정상과 비정상의 경계가 뚜렷하지 않다. 일상생활에 현저히 지장이 없

는 한 스트레스에 대한 지표 정도로 생각해야 할 것이다.

─무의식적 충동 억제의 어려움: 평상시라면 절대 하지 않고 이해하기 어려운 충동이 발생하고 행동이 억제되지 않는다. 폭식 후 구토, 머리카락과 피부 등을 뜯는 행동, 비자살성 자해, 이해하기 어려운 거짓말이 흔히 보이고, 나이가 들면서 완화되는 경향이 관찰된다. 하지만 완전히 나아지지 않거나 스트레스에 대한 반응으로 재발하는 경우가 적지 않다. 그 외에도 매우 다양한 양상으로 나타날 수 있다. 일상 생활에서 하지 않을 행동이 의지에 반해 나타난다면 의심해 볼 수 있는데, 이러한 행동들은 진료 시에도 언급을 꺼릴 수밖에 없기에 이 외의 사례들은 충분치 못하다. 어쩌면, 몇몇 범법적 행동, 비도덕적 행동, 부적절한 성적 욕구 등의 양상으로 나타날 가능성도 고려해 볼 수 있다.

─산만함 억제의 어려움: 집중력을 저해하는 양상 중 하나이나, 이는 충동 억제와 관련되어 나타나는 것으로 보인다. 한 가지 일에 집중하지 못하고 산만하게 수행을 할 때 눈에 보이는 대로, 생각이 떠오르는 대로 생각과 집중력이 넘어가는 경우들이 있다. 이는 해당 일에 대한 생각이 드는 것이 억눌러지지 않고, 그에 따라 발생하는 것으로 보인다. 간혹 이를 억누르려 하는 과정에서 불안과 초조 등의 감정적 어려움, 신체적 이상 감각 또는 고통 등이 동반되는 것으로 보인다.

(e) 의욕의 조절volition control

레지던트 기간 중 2년간은 완전히 퍼져서 망가진 상태가 되었다. 주변에서는 의지와 인격의 문제라 하며 비난했고, 스스로도 그런 줄로만 알았다. 이 상태는 정말 고통스럽고 특히 자신에 대한 믿음이 흔들린다는 것이 괴롭다.

누구나 흥미가 있는 것은 의욕을 가지고 집중하기 수월하다. 흥미가 없고 지루한 것, 다급하지 않은 것은 의욕이 떨어지고 집중이 어려우며 미루게 된다. 그리고 대다수의 ADHD는 이 양상이 더욱 큰 편차로 나타난다. 이와 관련이 있는 특성들을 정리하였다.

– 의욕과 주의력의 불안정성: 흥미가 있는 것은 집중을 보통 또는 그이상으로 할 수 있으나, 흥미가 없으면 시작하는 것도 어렵고 무의식적 행동, 딴짓과 잡생각 등이 발생한다. 이를 극복하는 방안으로 흥미가 있는 일만 하는 경우가 보이며, 환경적으로 잘 맞는다면 항상 집중을 잘 하는 사람이 될 수도 있다. 일을 시작하고 미루는 양상도 흥미에 따라 차이가 크게 나며 흥미가 있는 것은 즉각적으로, 흥미가 없는 것은 미루거나 시작조차 어려울 수도 있다.
– 의욕과 집중력, 흥미 유지의 어려움: 장기간 같은 일을 수행하기가 어렵고, 마무리를 짓는 것이 힘들며, 하던 일에 한 번 의욕을 잃으면 다시 시작하기 어렵다. 중요하고 큰 부분, 흥미가 있는 부분을 마치

고 남은 부분에 대한 흥미가 떨어지는 것, 같은 일을 반복하며 발생하는 익숙함과 지루함 등이 영향을 주는 것으로 보인다.

—시작의 어려움: 머리로는 해야 한다고 생각하면서 일을 연기하거나, 시작을 하더라도 어느 순간 다른 일을 하고 있다. 기간이 많이 남을수록 시작이 어렵고 데드라인이 가까울수록 시작이 수월해지는, 매사를 최후의 순간까지 미루고 또 미루는 경향이 강하다. 신체적, 감정적 상태가 좋지 않을수록 해당 일에 대한 부담이 크거나 흥미가 적을수록 시작이 어려울 수 있다. 지연하기procrastination는 자신의 상태가 좋지 않다는, 그리고 해당 일에 대해 스트레스를 받고 있다는 지표일 수도 있다.

(f) 체계적 사고의 어려움disorganized thoughts

평소 공부는 잘했지만 새로운 개념을 배우면 이해하기 정말 힘들었다. 인수분해를 이해하는 데는 두 달이 걸렸고, 해부학은 무려 7년이나 걸렸다. 정신과의 전모를 약간이나마 받아들이기 시작한 건 전문의를 따고 대략 9년이 지난 뒤였다. 제대로 습득한 게 맞는지는 차치하고서라도 말이다. 하지만 이해가 되는 순간에는 지식이 한번에 이어지는 느낌이 들었다.

체계화organization라는 단어는 ADHD에서 지나치게 다양한 용도로 사용되어 불명확하다. 어떤 사람은 정리와 청소, 어떤 사람은 물건의 간수, 멀티태스킹 대신 한 가지 일만을 하는 것이 체계화의 방법이라고도 한다. 증상을 정리하기도, 어떻게 정의를 하는 것도 어렵고 불확실하나, 너무나도 많은 ADHD가 어려움을 겪는 대표적인 특성이다.

필자는 ADHD에서 겪는 체계화의 어려움 중 큰 부분이 생각의 정리와 관련되어 발생하지는 않을까 하는 생각이 든다. 빠른 생각의 속도, 지나치게 많은 생각, 한 번에 많은 생각을 담기 어려움(작업 기억의 어려움) 등, 이러한 것들로 인해 전체적인 모습과 흐름을 보는 것, 순서나 우선순위의 설정, 계획 짜는 것 등에서 어려움이 발생할 수 있을 것이다.

- 전체적인 모습을 파악하기 어려움: 일이나 생각, 관계 등에서 전체적인 모습을 파악하여 살펴보는 게 어려울 수 있으며, 이것이 다른 많은 부분에 영향을 줄 것으로 보인다. 이와 연관되어 새로운 일에 부담을 심하게 느끼거나, 일에 익숙해질 때까지 심리적 고통과 기능 저하의 발생, 비효율적이거나 반복적인 업무 방식 등이 발생할 수 있을 것이다.
- 계획과 우선순위 설정: 우선순위의 설정은 해당 일과 관련된 주변 환경을 모두 인지하고, 미래를 예상하며, 계획을 수립하여 정하는 것이다. 다양한 생각 관련 특성에 더해 작업 기억의 어려움, 유연한 사고의 어려움이 영향을 미칠 것으로 보인다. 이 역시 경미한 경우에는 나타나지 않다가 복잡한 환경에서 발생하기도 한다.

이 부분은 일을 수행하는 데 필수적인 부분이기에 극복하려 시도를 하는 경우가 많으며, 양상이 다양하다. 시간이 지나며 경험이 쌓이고 계획을 짜는 것이 자연스러워지는 경우가 편안한 방법일 것이며, 우선순위나 계획의 설정을 최소한으로 줄이고 시작을 우선시하는 경우도 흔히 보인다.

하지만 부적응적인 대응 양상도 종종 관찰된다. 과도하게 많은 계획의 수립, 지나치게 상세한 계획 등으로 계획 유지가 어려워진다. 계획을 못 지키는 것은 남들에 비해 큰 스트레스로 다가오고, 우울감과 무기력함, 악순환을 유발한다.

(g) 감각의 이상 sensory dysfunction

소리에 너무 예민해서 가끔은 소리 때문에 귀가 아파 죽을 것 같고, 남들이 다 즐거워하는 불꽃놀이, 생일 파티 때 폭죽 소리에도 인상을 찡그리며 귀를 막는다. 말소리가 종종 안 들려서 청력 검사를 해봤더니 정상으로 나온다. 이런 상반된 특징이 둘 다 있다는 게 지금 생각해 보면 신기할 따름이다. 노이즈 캔슬링 제품은 ADHD를 위해 나왔나 하는 생각이 드는 날이 있다.

감각 이상의 경우 어떤 증상은 매우 흔하고 관련성이 강하게 의심되나, 어떤 증상은 드물고 확신을 가지기 어렵다. 청각 관련 증상은 매우 흔하며, 촉각 관련 증상이 ADHD와 별개의 질환(하지불안증후군)으로 여겨지고 있지만 흔하게 보인다. 시각 관련 증상은 흔할 것으로 추정되나 증상에 따라 불분명한 부분도 있고, 이에 대한 호소가 많지 않다. 미각, 후각, 통각은 필자의 경험만으로는 확신하기 어렵고 타 신체 질환, 정신과 진단, 뇌의 기질적 이상, 약물 부작용 등과 섞여 나타나고 변동이 많아 판단이 어렵다. 이것은 ADHD에서 타 감각 이상이 적다는 뜻이 아니다. 경미한 이상은 불편감을 느끼지 않는 경우가 많으며, 일부 감각 이상은 본인의 문제로 자책을 하여 표현하지 않기 때문이다.

－청각의 이상: 청각이 둔감한 증상, 중추처리청각장애central auditory processing disorder가 50% 이상에서 나타날 정도로 흔하다. 말소리와 대화 같은 청각을 일시적으로 인식하기 어려운 양상으로 나타난다. 실제 청력에는 전혀 문제가 없는데도 귀가 안 좋다는 생각을 하게 되며, 이를 당연하게 여기기 때문에 스스로 명확하게 인식을 못 하기도 한다. 이는 항상 그런 것이 아니며 일시적으로, 갑자기 나타날 수 있다. 예를 들어 대화를 문제없이 하다가 갑자기 특정 단어가 '소리는 들리는데 잘 인식되지 않는' 양상으로 나타나고, 반복적으로 물어보아도 안 들리기도 한다.

소리에 과민한 경우도 흔하며, 양상은 매우 다양하다. 일시적이거나, 몸 상태에 따라, 상황 또는 사람에 따라, 시간대에 따라, 또는 항상 나타나기도 한다. 심리적 고통으로 호소하는 경우가 많으나,

실제 귀에서 가려움, 통증 등을 느끼는 경우도 있다. 청각의 둔감 그리고 과민은 한 가지만 나타나는 양상이 아니며 두 가지가 모두 나타날 수 있다. 일할 때는 소리를 잘 못 듣지만 밤에는 소음에 매우 과민해지는 양상 등이다.

환청의 원인은 대부분 조현병이나 다른 정신과적 문제이다. ADHD에서 일시적으로 발생하는 경우가 드물지 않다고 하는데, 일반적으로는 약물 부작용으로 보고 있다. 정말 조심스럽게 말하고 싶은 것은, 일부 환청은 ADHD 관련성을 의심해 보아야 한다는 것이다. 환청의 가장 주요한 원인은 도파민 과잉으로 여겨진다. 그런데 ADHD는 도파민이 과잉되면서 발생하는 특성이다 보니, 일부의 경우 ADHD 환자가 환청을 겪을 수도 있을 것으로 보인다. 이는 극소수의 사례임을 분명히 말한다. 하지만 ADHD가 확인된 경우 인생이 극적으로 바뀐 경우가 있다. ADHD의 다양한 특성을 오래 전부터 가지고 있었고, 환청이 아무리 약을 변경하여도 해결되지 않고, 감정적으로 많은 고통을 느끼는 경우에 한하여, 매우 조심스러운 전문의 상담, 그리고 이 경우에는 최소한 정량뇌파 검사까지도 권유를 하고 싶으며, 그럼에도 ADHD라고 단정지을 수 없다는 점을 주지해야 한다.

- 촉각의 이상: 하지불안증후군restless leg syndrome인 RLS은 ADHD와 별개의 질환으로 분류되어 있다. 일종의 촉각 이상으로 원인 불명의 저림, 통증, 가려움, 기어다니는 느낌, 가만히 있을 때의 불편

감 등 이상 감각이 발생한다. 이름에서 추정할 수 있듯이 하지에 주로 발생하며 야간에 자려 누웠을 때 흔한 것으로 알려져 있다. 한 연구에서는 ADHD의 44%에서 하지불안증후군이, 하지불안증후군의 26%에서 ADHD가 동반되어 있다고 보았다. 하지불안증후군이 일반 인구의 8% 내외에서 관찰된다는 것을 고려한다면 ADHD에서의 동반 비율이 매우 높으며, 발병 기전상으로도 유사성이 있어 ADHD의 증상 중 한 가지로 보는 견해도 있다. 현재로서는 ADHD 자체의 증상으로 단정지을 수는 없으나 ADHD에서 흔하다는 것, 또한 RLS에 대해 치료받던 중 ADHD가 확인되는 경우가 종종 있으니 한 가지가 진단될 시 다른 쪽에 대해 고려해 볼 수도 있다, 정도의 의미를 둘 수 있겠다.

주의해야 할 것은 ADHD와 마찬가지로 RLS도 명칭에서 크게 오해를 불러일으킨다는 점이다. RLS는 타 부위에 절대 적지 않으며, 다리가 가장 흔하지만 팔에도 같이, 또는 팔에서만 나타나는 경우가 적지 않았다. 드문 경우에는 수년간의 치료에도 지속되던 목, 어깨 부위의 이상 감각이 ADHD 진단 후 RLS 가능성을 의심하여 치료했을 때 호전되는 경우가 있었다.

그리고 야간에 주로 발생한다고 알려져 있으나 주간에도 드물지는 않다. 주로 집중하지 않거나 휴식을 취할 때 발생하지만, 심한 경우는 휴식 여부와 상관없이 종일 지속되며 고통을 유발하는 경우가 확인되었다.

하지나 상지, 주로 야간에 휴식을 취할 때만 발생하는 경우에는 하지불안증후군을 의심해 볼 수 있을 것이다. 그 외의 경우, 기타 신체 부위, 주간에 발생 또는 지속되는 경우에는 무조건 ADHD의 증상으로 판단할 것이 아니라, ADHD 진단을 받았고 과거로부터 원인 불명의 이상 감각이 장기간 해결되지 않았다면 조심스럽게 상담을 받아보자.

- 시각의 이상: 필자의 진료적 한계로 다양한 사례를 경험하지 못하였으나, ADHD에서 시각 관련 이상이 흔하다고 알려져 있다. 시공간 인식의 어려움, 시각 인식의 저하, 안면 인식의 어려움 등이 보고된다. 물건을 잃어 버리고 찾기 어려운 것이 실행 기능 관련만이 아니라, 일부는 시각 기능의 이상과 관련되어 있을 것으로 추정된다.

(h) 운동의 조절motor control

어렸을 때 가위질을 못해서 자주 혼났다. 글씨를 못써서 사람들이 읽지 못할 정도였고, 물건을 자주 망가뜨려서 혼나고 바보 취급을 받았다. 손이건 발이건, 섬세한 작업은 평생 불가능하다.

턱 근육의 통증, 목의 통증, 두통 등, 통증을 태생적으로 가지고 있으면 당연한 것으로 여긴다는 것을 아는가? 모순적이지만, 나아지기 전까지는 통증이 있는지 조차도 모를 수도 있다.

운동 관련 증상은 흔하고 다양하지만 필자의 능력적 한계로 간단히 언급한다.

－만성적인 근긴장과 통증: 두통, 목과 어깨 통증, 턱 통증, 이갈이 등이 대표적으로 나타난다. 이 부분은 필자의 개인 경험만 언급하겠다.

이를 꽉 다무는 증상으로 치과에서 이에 대해 반복적으로 언급하였고, 치아 손상으로 많은 치과 치료, 그리고 턱 통증이 해결되지 않았다. 목의 통증을 만성적으로 겪었고, 두통이 흔하였다.

필자는 보톡스를 주기적으로 맞아 현재 완화가 된 상태인데, 이는 개인 경험이며 일반적으로 제안되지 않는 방법임을 고려하기를 바란다.

－운동 조절의 이상: 미세운동fine motor, 협응운동motor coordination 등 다양한 운동 관련 이상이 흔하다. 운동 능력 자체에도 문제가 있으며, 근긴장으로 인한 유연성 부족과 힘 조절의 어려움, 떨림 등도 영향을 줄 것으로 보인다.

(i) 각성의 조절arousal control

레지던트 1년차 때 아무리 잠을 자도 갑자기 쏟아지는 졸음이 조절되지 않았다. 주변에서는 의지의 문제라고 필자를 게으른 의사로 비난했다. 잠을 이기기 위해 펜으로 손등을 찌르거나 꼬집었고, 아침에 2+1 커피 3개를 마시는 것은 기본이었다. 그런데 서서도 졸 정도면 의지의 문제는 아니었을 거라고 변명하고 싶다.

ADHD와 관련된 두뇌 부위인 전전두엽, 그리고 신경전달물질인 노르에피네프린 등은 각성의 조절과도 연관되어 있다. 이와 직간접적으로 연결되어, ADHD에서 수면장애의 발생은 매우 흔해 높게는 80~90%까지 발생한다는 보고가 있다. 반대로 주간 졸음이나 과수면, 기면증이 관찰된다는 연구들도 있으나 관심과 연구의 부족으로 주목받지 못하고 있다.

– 수면장애: 수면장애는 입면장애나 얕은 수면, 짧은 수면 등 다양한 양상으로 나타난다. 다른 많은 특성들과 마찬가지로 수면장애와 ADHD의 관련성은 복잡한 것으로 보인다.

ⓐ 각성의 조절 자체에 직접적인 영향을 받아 발생

ⓑ 우울증을 유발하여 수면장애가 발생하는 등 다른 문제와 간접적으로 연관

ⓒ 수면 위생과 수면에 대한 생각에 영향을 주어 수면을 방해

다양한 ADHD의 특성들이 복합적으로 영향을 끼치기에 구별이 필요하다. 멈추지 않는 생각, 낮에서부터 이어지는 불안과 긴장, 신경전달물질과 관련된 것으로 보이는 흥분과 각성, 충동 조절 관련 특성, 일 중독적 성향 등. 원인에 따라 해결 방식이 다를 것이다.

– 수면 욕구의 감소, 또는 휴식 충동: 이는 일종의 충동 조절 문제로 보이나 따로 작성한 이유는 스트레스와 관련되어 매우 흔하게 나타나기 때문이다. 딴짓을 하면서 늦게 수면을 취하는데, 자고 싶지 않은 느낌, 또는 쉬고 싶다는 느낌 등을 자주 표현한다. 멍한 상태로

휴대폰 등을 하다 늦게 수면을 취하며 이를 스스로 이해하지 못하고 자책하는데, 어쩌면 스트레스에 대한 가장 초기 반응일 가능성이 있다.

- 기면증과 과면증: 기면증은 조절되지 않는 주간 졸음, 수면 발작 등의 증상을 특징으로 하는 드문 질환으로, 0.02%부터 0.2% 정도까지로 추정되고 있으나 확실하지 않다. 기면증은 ADHD와 유전적 연관성이 있음이 밝혀져 있으며, 기면증 환자의 30% 이상에서 ADHD가 동반되어 있다는 보고가 있다. 반대로 ADHD에서는 기면증이 3배 이상 흔하게 발생한다고 한다. 연구가 충분치 않으나, 주간 졸음, 과수면 등도 ADHD에서 자주 발견된다는 보고가 있다.

필자의 진료 경험상 ADHD 중 우울감과 관련되어 과도하게 수면을 취하는 경우가 흔하다. 또한 ADHD 환자의 '번아웃', 복합적으로 신경전달물질의 조절에 이상이 생기며 과수면이 발생하는 경우도 있는 것으로 보인다. 다른 부분들과 마찬가지로 이 부분에 대한 연구는 ADHD의 이질성heterogeneity, 다양한 특성들이 한 진단하에 묶여 있어 지장이 발생하는 것 같다.

(j) 복합적 증상complex symptoms

왜 일을 대책 없이 늘렸다가 무너질까, 쓸데없는 경쟁심이 폭발할까, 친구들에게 연락하는 걸 무서워할까. 자주 머릿속을 스쳐갔다가 없어졌던 궁금증들이다.

다양한 특성들이 복합적으로 작용하고 분류가 힘들며, 그중 많은 분들에게 어려움을 유발하는 중요한 특성들이다.

- 일 중독과 휴식의 어려움: 일중독자를 상대로 ADHD를 조사했을 때 30% 이상에서 ADHD 증상이 확인되었으며, 향후 진단의 변화에 따라서는 더 높아질 가능성이 있을 것으로 본다.

  매우 다양한 특성들이 연관되어 복합적으로 작용하는 것으로 보이며, 비슷한 양상임에도 원인은 다를 수 있다. 연관된 것으로 보이는 특성들은 다음과 같다.

휴식 시 발생하는 다양한 불편감	과도하고 멈추지 않는 생각, 조급함, 죄책감, 신체적 이상 감각, 하지불안, 공허함 등
업무 방식	완벽주의적 성향, 실수에 대한 불안, 강박적 확인
사고 방식	이분법적 사고, 극단적 사고, 거절(부정적 평가)에 대한 두려움, 유연한 사고의 어려움 - 계획을 꼭 완수하려는 경향 주의력의 조절 - 과집중
성격적 특성	조급함, 경쟁심
인지 오류	'집중을 못 하니까 더 오래 열심히 해야 한다', '나는 쉬는 게 더 불편하다', '일을 하는 데 스트레스를 받지 않으니까 계속 해도 된다'

다양한 요소가 복합적으로 얽혀 있고 이외에도 다른 특성들이 작용할 수 있다. 일 중독은 ADHD에서 흔하고, 연관성을 상상하기 어려우며, 스스로가 인지하거나 조절하지 못하는 만성적인 우울증의 원인이 되고, 이로 인한 번아웃이 발생하는 경우 회복까지 오랜 시간이 걸린다. 물론 이는 ADHD에서 성취에 도움이 되는 특성으로 장점으로 작용할 수 있다. 하지만 최소한 필자의 정신과를 방문한 분들은 여기에서 고통이 발생하는 것으로 보이며, 치료 실패의 주요 원인 중 하나이고, 필자의 미약한 인지행동치료에 있어 주 대상이다.

- 불규칙한 생활 패턴: 원인은 다양하나 유사한 양상을 보이고, 만성적인 기능 저하의 원인으로 작용한다. 일 중독, 계획의 어려움, 충동 조절의 어려움, 수면장애 등 다양한 요인이 영향을 준다. 특히 휴직이나 방학 때 악화된다. 의지만의 문제로 여기는 경향이 있어 이에 대한 치료에 거부감을 가지나, 많은 경우 ADHD 약물 및 인지행동치료가 동반되지 않는다면 해결이 어렵다.

- 과도한 솔직함: 생각의 정리가 어렵고 충동적으로 말을 하는 경향, 말을 할 때 우선순위 설정의 어려움, 상대의 반응을 예측하기 어려워 과도하게 말하는 경향 등이 복합적으로 작용하는 것으로 보인다. ADHD에 대처하는 방식 중 하나로도 볼 수 있으며, 경험에 따라 완화, 또는 조절이 될 수 있다.

- 정리와 청소의 어려움: 정도의 차이는 있으나 다수의 ADHD 환자

가 일시적, 지속적으로 경험한다. 정리가 다양한 단계로 이루어져 있다는 것에 부담을 느낄 수 있고, 정리의 중요성을 덜 느끼는 경향도 흔히 보여 영향을 준다. 완벽주의적 성향으로 인해 부담을 느끼고 시작이 어렵고, 하던 중 주의력 유지와 충동 조절이 어려워 다른 일로 넘어가기도 한다.

(k) 불안정한 자아상과 대인 관계 unstable self-image & relationship

어릴 때부터 난 왜 남들과 다를까, 왜 안 될까라는 것을 반복적으로, 무의식적으로 느꼈던 것 같다. 남들이 내 말과 행동에 어떻게 반응할지 잘 몰라 두려움과 부끄러움이 많았다. 평생에 걸쳐 이런 부분들을 줄이려 노력하지만 남아 있는 부분들을 진료를 하다 종종 발견한다. 같이 노력하자는 말이 빈말로 들릴지 모르겠지만, 사실은 의외로 진심이다.

이 부분은 충분한 근거 없는 독자적 의견으로 판단에 주의를 요하며, 향후 다른 분들이 의견을 더 내주시기를 기대하고 있다. 하지만 필자 본인의 경험, 일부 환자들의 사례를 종합해 볼 때 ADHD에 해당되는 부분이 있을 것으로 보여 이를 작성한다. 이것이 정답이라는 것이 아니라, 일부 적용되는 경우에서는 그 사람의 ADHD를 조금 더 이해할 수 있을 것이라는 말이다.

ADHD는 거절 과민성 rejection sensitive dysphoria이 동반되는 경우가

흔하여 연구에 따라서는 100% 동반된다고 보는 경우도 있다. 거절만이 아니라 부정적 평가, 실패에 극심한 감정적 반응, 불안과 공포, 분노가 동반되는 것이다. 이에 더해 필자는 '무시당한다'는 생각에 대해서도 이러한 것이 발생할 것이라고 생각한다. 이러한 증상이 너무나도 흔하게, 그리고 일종의 양극성장애로 진단을 내릴 정도로 극심하게 발생하기에, 일부 연구자들은 이를 기질적인 원인, 뇌에서 태생적으로 일어나는 이상 반응이라고 볼 정도이다. 물론 기질적인 부분도 영향을 줄 것이다. 하지만 필자는 이에 대해 성장 과정 중 다양한 ADHD의 공통적 특성들이 영향을 주어, 자아상self-image의 불안정성 또한 함께 영향을 줄 것으로 생각한다.

－가장 근본적인 원인은 능력이 '평균과 다르다'는 것이다. ADHD는 예상 이상으로 흔할 것이나, ADHD마다 특성이 상이하다. 심지어 부모님 등 가족이 거의 유사한 성향일 때에도 판단 기준은 평균에 맞춰져 있어 공감이 어렵다. 결과적으로 많은 부분에서 이해와 공감을 받기가 어렵고 되려 부정당하기도 한다. 이러한 차이는 인격, 의지, 개인 자체의 문제로 치부되어 자존감의 저하를 유발한다. 노력을 통한 극복이 쉽지 않기에 매우 많은 노력이 필요하고 감정적 고통이 발생, 또는 실패로 인한 좌절이 반복된다.
－태생적으로 실행 기능의 조절이 어려우나 평소에는 다양한 능력으로 이를 보완할 수 있다. 하지만 일반적인 경우보다 작은 스트레스,

또는 예상치 못한 것에서 스트레스를 받고 기능이 크게 저하된다. 평소에도 타인과 차이가 있으나, 스트레스에 대한 예상도, 반응의 차이가 크고 이는 스스로를 이해, 예상하기 어려운 원인이 될 것이다. 이 역시 이해와 공감을 받지 못하고 주변으로부터 부정당하기 쉽다. 이는 불안과 피로, 스트레스에 대한 인식에 어려움으로 작용하고, 스스로를 예상, 조절하기 어려운 원인 중 하나가 될 것이다.

- 능력과 마찬가지로 자존감도 불균형을 이룬다. 어려워하는 부분에 대해서는 자존감이나 자신감이 낮고, 우수한 부분에 대해서는 자존감이 과대할 수 있다. 양쪽 모두 감정적 과민함에 영향을 줄 것이다.
- 스스로에 대한 이해가 어려운 것 이상으로 상대에 대한 예상도 어렵다. 일반적인 사람들과 달리 내가 그 상황이면 어땠을까 대입시켜 상상하는 것이 어려울 수 있고, 자신과 타인이 다르다는 것을 의식, 무의식적으로 인지하여 더 어려울 것이다.
- 여기에 더해 이분법적이고 극단적인 사고 방식, 감정 조절의 어려움이 더해지면서 대인 관계에서 불안, 긴장을 하고, 자존감에 손상을 받는 상황에서는 극심한 감정적 반응이 발생할 것이다. 그리고 이러한 고통을 피하기 위해, 마치 공황장애에서 특정 장소를 피하는 것처럼 해당 상황이 발생하는 것을 피하려 시도할 것이다. 문제는 일반적인 환경에서는 이를 피하는 것이 매우 어렵기에, 이미 힘든 상태에서 많은 노력이 필요할 것이라는 것이다.
- 이 가설의 결론은 스스로를 포함한 많은 사람들이 ADHD에 대한

이해가 부족한 것이 고통으로 발전할 수 있다는 것이다. 일부 증상들은 ADHD에 대한 이해와 공감만으로도 완화가 될 가능성이 있다.

(1) 열감 heat sensation

예전부터 땀이 굉장히 많기로 유명했다. 나이가 들면서 약간 완화되긴 했으나 현재도 상태에 따라 열감과 다량의 발한이 발생한다. 최근에 알게 된 것은 집중할 때도 열감이 발생한다는 것이다.

ADHD에서 더위에 취약하다, 또는 체온 조절의 어려움이 있다는 극소수의 보고가 있으나 공식적으로는 증상으로 여겨지지 않는다. 열감, 더위, 홍조, 땀 등은 갱년기 여성에서만 주목을 받는다. 문제는 정도는 덜하나 갱년기 여성 이외에서도 자주 발견되는데 관심의 대상이 되지 않는다는 것이다. 정신과에서는 열감을 고려하지 않으며, 산부인과에서는 여성 호르몬에 초점을 맞추고, 내과에서는 감염 여부를 확인한다. 그럼에도 ADHD에서 흔하고, 이는 직접적으로 묻지 않는 한 그 어떤 사람도 보고하거나 관련성을 상상하기 어렵다.

이론적으로는 어찌 보면 당연히 발생할 수 있는 증상이다. 갱년기에서 발생하는 열감은 여성 호르몬의 이상에 초점이 맞춰져 있으나, 실제로는 여성 호르몬과 세로토닌 등의 변화로 노르에피네프린의 조절에 이상이 생겨 발생한다는 가설이 더 유력하다. 이를 뒷받침하는 것은 노르에피네프린과 관련된 항우울제, SNRI가 갱년기 증상을 완화시킨다는 것이다. 널리 알려져 있지는 않으나 효과적이고 여성 호르몬보다 안전한 대안으로 사용되고 있다. 유사하게 유방암 환자의 항암 치료 시에도 열감이 발생하는데 이 경우 여성 호르몬 사용에 제한이 있어 SNRI 사용이 활발하고, 효과가 좋은 편이다.

ADHD의 주요 원인으로 도파민을 주목하고 있으나, 노르에피네프린의 조절과도 관련성이 있다는 것이 확실하며, 저하와 과잉 관련 증상이 모두 관찰된다. 노르에피네프린은 집중, 각성 등을 도우나 과잉 시에는 불안, 흥분, 긴장 등 감정적 어려움과, 신체적으로 열감과 더위, 땀을 유발한다.

필자는 모든 환자들에게 수면 관련 증상을 중시하여 기본 조사 도구로 수면장애 관련 설문지PSQI를 사용한다. 그리고 수면 방해에 더위가 자주 영향을 준다는 것을 알게 되어 설문과 상관없이 전 환자들에게 물어보고 있다. 결과적으로는, 모든 환자들은 아니지만 많은 수의 환자들에서 더위가 수면장애와 동반되어 발생한다는 것이며, 갱년기 여성 이외에는 다수에서 ADHD가 확인된다는 점이다.

열감, 더위, 땀 등도 나타나는 양상이 다양하다. 태생적으로 더위를 매우 많이 타는 양상, 집중할 때 열감의 발생, 야간에만 열감이 발생, 자던 중 더웠다 추웠다 하는 것을 반복, 작은 자극이나 온도 변화에 과도하게 땀을 흘리는 양상 등이다. 이것은 한 가지, 또는 여러 가지가 복합되어 발생하며, 평소에 없는 경우에도 우울증 발생 후 상당 기간 동안, 또는 번아웃 발생 후 장기간 지속되는 경우가 관찰된다. 이 증상은 불안과 수면장애와 강한 연관성이 있는 것으로 보이며, 이에 대한 조절이 제대로 이루어지지 않는 경우 증상들이 지속되는 경우가 흔하였다. 그러나 환자들은 호소하지 않고, 의사들은 물어보지 않으며, 관심을 보이는 분과가 없는 것 같다. 어쩌면 본 내용은 향후 완전히 틀린 내용으로 결론이 내려질 가능성도 있으나 이를 무릅쓰고 작성을 한 것이다.

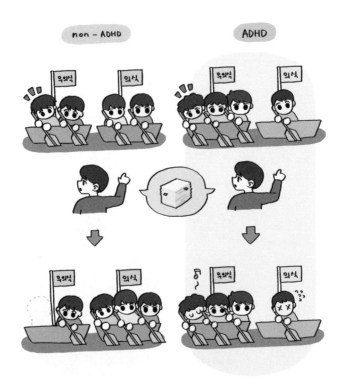

아무도 모르는 나의 ADHD

제5장

이렇게 힘든 것도 ADHD: 다른 정신과 질환들

정신과 수련 중 가장 절망을 느꼈던 것은 정신과의 치료 성공률이 의외로 낮다는 것, 환자가 나아지지 않는다는 것이었다. 수련 과정은 이를 극복해 가는 과정이 었던 것 같다. 그런데 그중 상당 부분이나 최소한 일부라도 다른 진단, 즉 ADHD 일 수도 있었다는 생각이 든다. 원인을 찾기 어려운 극심한 자해 반복, 수많은 논 문을 보며 약을 변경했음에도 해결되지 않던 강박증, 안 좋은 결과로 이어진 극 심한 감정 기복과 무기력함. ADHD를 고려할 수 있었다면 그분들의 삶이 달라 졌을지도 모르겠다.

(1) 주요 우울장애(우울증)

주요 우울장애major depressive disorder란 우울증의 정식 명칭으로 정 신과를 찾는 환자들의 가장 흔한 원인이다. 아마도 일반인들에게도 가장 익숙한 정신과 질환일 것이다. 그러나 엄밀히 말해서, 우울증을 비롯한 대부분의 정신과적 진단들은 하나의 질환이라기보다 비슷한 증상들의 집합인 증후군으로 보아야 마땅하다. 우울감이나 무쾌감 등을 포함한 다양한 증상들이 2주 이상 지속되고 일상생활에 지장을 줄 정도로 발생한다면 우울 삽화depressive episode로 보아야 하며, 조증 삽화manic episode의 이력 없이 지속적으로 우울 삽화를 겪는 것을 보통 우울증으로 진단한다. 우울증에는 수많은 요인들이 복합적으로 작용하나 뚜렷한 기저 원인이 없을 수도 있고, 스트레스나 계절 변화, 이혼이나 사별 등 생애 주기별 트라우마, 또는 ADHD와 같은 내재된 기질적 요인이 영향을 주어 발생할 수도 있다.

우울 삽화와 조증 삽화depressive episode & manic episode
우울 삽화는 우울감, 무쾌감 등을 포함한 우울 관련 증상들 다수가 2주 이상 지속되어 기능 저하가 발생하는 기간이다. 조증 삽화는 비정상적으로 들뜨거나, 과하게 의욕적이거나 과민한 상태를 포함한 증상 다수가 1주 이상 지속되어 확연한 기능 저하를 보이는 기간이다.

연구마다 차이가 크지만, 미국에서 수행된 한 연구에 따르면, 1년간 미국 성인의 10% 이상이 우울증을 겪고 있으며, 20% 이상이 평생 한 차례 이상 우울증을 겪는다는 통계가 있다. 그만큼 우울증은 매우 흔한 정신과 증상이다. 우리가 다루고 있는 ADHD처럼 다양한 요인이 주요 우울장애의 원인이 될 수 있는데, ADHD가 우울증의 발생률을 높인다는 통계가 있다. 한 통계에 따르면, ADHD로 진단받은 대학생 집단에서 그렇지 않은 집단보다 우울증 발병률이 4.7배 이상 올라간다고 한다. 이들의 경우, 정신과에서 우울증 치료를 받더라도 치료에 저항을 보일 가능성이 2.3배나 높다. 결국 ADHD를 함께 치료하는 것이 우울증 증상을 감소시키는 데 훨씬 유리하다는 것이다. 필자의 경우, 길게는 10년 이상의 기간 동안 정신과에서 꾸준히 치료를 받았지만 우울증이 호전되지 않거나 재발한 사례들을 다수 경험했고, 이런 환자들이 ADHD 치료를 병행하면서 우울증이 드라마틱하게 호전되는 사례를 종종 경험했다.

(2) 경계선 성격장애

경계선 성격장애borderline personality disorder는 극단적이고 불안정한 대인 관계와 심한 감정 기복, 감정 조절의 어려움, 자해 등을 포함한 충동 조절의 어려움, 불안정한 자아상 등이 만성적으로 지속되는 특성이다. 청소년기부터 시작되는 만성적인 사고와 인지 왜곡, 행동의 문제로 인해 사회 직업적 기능, 대인 관계, 감정적 고통 등 다양한 어려움을 겪는다.

경계선 성격장애borderline personality disorder

성격장애는 만성적으로 지속되는 부적응적 행동 양상으로 일상생활 전반에 영향을 끼친다. 그중에서 경계선 성격장애는 감정의 조절, 불안정한 자아상, 극단적이고 불안정한 사고방식이 특징적인 성격장애로 정신과에서 가장 많은 관심과 논란이 되어온 성격장애이다. 현재는 태생적으로 두뇌 구조와 기능의 이상이 감정과 충동의 조절 문제를 유발한다고 보고 있다.

앞서 ADHD의 다양한 증상 및 특성들과 비교해 본다면, 필자가 매우 주관적으로 포함시킨 불안정한 자아상 부분을 차치하더라도 경계선 성격장애의 모든 특성들은 ADHD의 특성에 포함된다. 이를 구별하기 위한 차이점으로는 보통 ADHD가 경계선 성격장애보다 충동성이 더 높고 더 어린 나이에 시작되는 반면, 경계선 성격장애는 ADHD보다 감정 조절의 문제가 더 많고 더 늦은 나이에 시작된다는 것이 제시된다.

대다수의 경계선 성격장애 환자에서 실행 기능의 저하가 특징적으로 나타난다는 것, 성인 ADHD의 경우 주의력 관련 증상을 포함한 증상들이 경미하고 불확실할 수 있다는 것을 고려한다면, 사실상 경계선 성격장애 환자 중 ADHD를 완전히 배제할 수 있는 경우는 많지 않다. 특히 성격이라는 것이 예전에는 주로 양육과 환경적 요인에 의해 형성된다고 생각했지만, 현재는 유전의 영향이 강하다고 보기 때문에 차이점이 더욱 불확실하다. 경계선 성격장애로 진단받은 집단에서 ADHD 진단 기준을 충족하는 경우는 연구에 따라 30~60%로 매우 높으며, 향후 진단 기준의 변화에 따라 이보다 더 높아질 가능성도 있다.

경계선 성격장애 중 일부가 실제로는 치료받지 못한 ADHD일 가능성이 있을 것이다. 필자는 치료 과정에서 전형적인 경계선 성격장애 양상의 환자나 또는 장기간 타 정신과나 상담센터에서 경계선 성격장애라는 진단과 낙인하에 장기간 치료를 받던 환자들이 ADHD 치료를 진행했을 때 호전되는 경우를 다수 경험하였다. 필자의 경험이나 주장이 무조건 정답은 아니지만, 경계선 성격장애라는 것이 실상 해당 환자에 대한 일종의 낙인이 될 수 있다는 것을 감안해서 어떤 쪽을 우선시해야 할지 고려해 봐야 할 것이다.

(3) 강박장애(강박증)

흔히 강박증으로 알려진 강박장애obsessive-compulsive disorder, 줄여서 OCD라고 부르는 정신과 질환은 강박적인 사고나 행동이 반복되어 일상생활에 지장을 주는 정신질환이다. 반복되는 생각, 충동, 이러한 강박사고나 경직된 사고로 인한 강박행동으로 고통을 받음에도 멈추지 못하여 환자들의 일상생활에 지장을 준다. 평생 유병률은 2.3%로 흔한 정신과 질환이며, ADHD 집단에서도 종종 발견된다. 강박장애의 형태는 오염에 대한 강박적인 생각에서 시작되는 반복적인 손 닦기, 몸 씻기, 청소하기부터 문고리나 손잡이 등을 잡지 못하는 경우, 문단속에 집착하는 경우, 가스불이나 콘센트 확인, 식기나 가구의 특정한 배치, 숫자 세기, 보도블록 금이나 선 밟지 않기에 이르기까지 매우 다양하다.

강박장애obsessive-compulsive disorder

반복적이고 멈추기 어려운 생각, 충동, 행동으로 고통을 받는 질환으로 불안감이 동반되는 경우가 흔하고 해당 행동과 관련되어 생활의 어려움을 겪는다. 위생 관련 증상은 손 닦는 데 지나치게 시간을 들인다든가 하는 식이다. 증상의 양상은 매우 다양하며 과거와 달리 최근에는 본인의 신체 외형에 이상이 있다고 생각하는 신체이형장애, 본인에게 냄새가 난다고 생각하는 후각관계증후군, 물건을 산더미처럼 쌓아두는 저장강박장애, 머리카락을 뽑는 발모광 등을 관련 질환으로 보고 있다. 우울증의 동반 발생 비율이 높고, 조현병 등 다른 정신질환으로 이행되는 중간 과정인 경우도 있다. 치료는 우울증의 치료에 주로 사용되는 세로토닌 재흡수 억제제가 주로 사용되나, 우울증보다 더 고용량의 약물을 장기간 사용해야 하며 치료 실패와 재발도 잦다.

강박장애는 ADHD와는 별개의 질환이지만, OCD에서 ADHD의 발병률이 12%로 높고, ADHD에서 OCD의 발병률이 높게는 60%까지 조사되는 등 동반 발생이 매우 흔하다. OCD 진단 중 일부는 ADHD가 오진되는 것이라는 연구도 있다. ADHD 중 생각이 조절되지 않고 반추사고를 보이는 경우, 강박증에서의 강박사고와 구별이 어려울 수 있다. 필자는 치료 과정에서 기존에 강박증으로 치료를 받던 환자가 장기간 호전이 없던 중 ADHD 치료를 받으면서 강박증 증상이 완화되거나, 정신과 첫 내원 시 주 증상 호소가 강박행동인 환자가 ADHD 치료만으로도 증상이 호전되는 사례를 경험하였다. 따라서 장기간 치료되지 않는 강박증이 있는 경우, ADHD에 대한 상세한 확인을 하는 게 도움이 될 수 있다.

(4) 양극성장애

우리가 흔히 조울증이라고 부르는 양극성장애bipolar disorder는 일반 적인 우울증과는 다른, 더 심각하고 치료율이 낮으며 재발 위험이 더 높은 질환으로 분류된다. 양극성장애에는 1형과 2형 두 가지가 있는 데, 1형 양극성장애는 생활에 현저한 문제가 될 정도의 조증 삽화가 나타난 경우 진단되며, 2형 양극성장애는 일상생활에서 현저한 문제 가 되지 않을 정도의 경조증 삽화와 우울 삽화의 이력이 있는 경우 진 단된다. 1형 양극성장애는 들뜨고, 의욕적이고, 감정 기복이 심해 일 상생활에 심각한 지장이 될 정도의 상태가 지속되는 조증 삽화가 한 번이라도 있었던 경우다. 조용하던 사람이 갑자기 자신감이 넘쳐 사 업을 시작해 수억의 빚을 지거나, 자신을 신이라고 자칭하며 다니고, 며칠 동안 수면을 취하지 않고 쉴 새 없이 활동하는 등 조증이 아닌 상태와 뚜렷하게 구별할 수 있기 때문에 다른 정신과적 질환과 비교 적 쉽게 구별된다.

양극성장애bipolar disorder

양극성장애는 양극성장애 1형, 양극성장애 2형, 순환형 기분장애를 포함하는 질 환이다. 각각 조증 삽화의 이력이 있는 경우, 경조증 삽화와 우울 삽화의 이력이 있는 경우, 2년 이상 50% 이상의 기간 동안 경조증, 또는 우울 삽화라고 불릴 정도는 아니지만 양측 증상들이 끊임없이 반복적으로 발생하는 불안정한 상태일 경우를 뜻한다. 대체로 주요 우울장애에 비해 이른 나이에 발생하고, 약물 치료에 대한 반응이 낮으며, 기능저하가 심하고 자살 위험성이 더 높다고 알려져 있다.

문제는 2형 양극성장애다. 우울증에 한 차례 이상의 경조증 삽화 hypomanic episode가 더해진 것으로 일반적인 상태와 구별이 어렵고 모호한 측면이 많다. 정신과 의사마다 우울증과 2형 양극성장애와의 관계에 대해 진단하는 방식이 다르다는 것도 문제를 복잡하게 한다. 교과서적으로는 약물의 영향 없이, 명백한 경조증 삽화가 발생한 이력이 없으면 우울증 기준하에 치료하도록 되어 있다. 하지만 약물의 부작용으로 경조증과 유사한 상태가 일시적으로 발생한 이력을 양극성장애에 준해 치료해야 한다고 판단하거나, 아예 경조증 삽화로 판단해야 한다는 정신과 의사는 매우 많다. 심지어 우울 삽화는 단독으로 존재하는 것이 불가능하다고 이야기하며 모든 우울증을 양극성장애 약물로만 치료해야 한다고 이야기하는 정신과 교수님들도 적지 않다. 이들은 항우울제의 사용을 잘못된 진료라고 이야기하며 죄악시할 정도다. 모든 사람이 교과서적인 진단 기준은 알고 있고 각자의 논리가 있지만, 사실상 판단 방식이 저마다 자의적이고 주관적인 편이다.

또한 기존에 양극성장애를 연구하는 정신과 의사들은 주로 성인을 대상으로 진료를 보던 의사들이기 때문에 양극성장애와 ADHD 사이의 연관성에 대한 연구나 진료 경험이 많지 않은 것도 문제다. 이름만 대면 누구나 알 법한 대학병원에서 양극성장애로 장기간 치료받았지만 치료에 진전이 없던 환자들 중 ADHD가 확실하여 판단에 도움이 될 서류들을 제공하였음에도 치료가 진행되지 않는 경우를 여러 차례 경험하였다. 환자들에게 대학병원도 완벽하지 않을 수 있다고 설득하는 일은 쉬운 일이 아니었고, 치료의 시작이 늦어지는 결과를 초래하였다. 이처럼 양극성장애, 특히 2형 양극성장애는 ADHD와 구별이 매우 어려우며, 성인의 경우에는 보통 ADHD에 대한 고려가 충분히 이루어지지 않은 채 진단이 이루어진다. 필자의 견해로는 매우 뚜렷하게 구분되는 경조증 삽화를 보이지 않는 이상 2형 양극성장애와 ADHD를 구별할 수 있는 방법은 사실상 없다고 생각하며, 경조증 삽화가 매우 뚜렷한 경우에도 ADHD가 아니라고 완전히 배제할 수 없다고 생각한다.

오랫동안 양극성장애, 특히 2형 양극성장애로 진단받고 치료받아 왔지만 우울증에 대한 치료 효과가 미미했다면 ADHD의 가능성을 한 번쯤 고려해 볼 필요도 있다고 생각한다. 필자는 현재까지 기존에 2형 양극성장애로 진단받고 장기간 치료받아 왔으나 자세히 상담을 했을 때 경조증 삽화가 불분명했던 환자와, 항우울제에 일시적으로 들뜸 증상이 있어 양극성장애 진단을 받고 치료를 받던 환자가 ADHD인 경우를 보았다. 이 환자들은 장기간 정신과 치료를 받으면서도 무기력함과 우울증이 반복되다가 필자의 제안으로 ADHD 약물을 처방받으면서 기존과는 다른 양상의 점진적인 증상 완화와 안정을 보였다.

(5) 불안장애

불안장애anxiety disorder는 다양한 형태의 불안과 공포로 인하여 일상생활에 장애를 일으키는 질환이다. 불안장애는 다양한 형태로 발현되는데, 그 증상에 따라 특정 공포증, 사회공포증sociophobia, 공황장애 panic disorder, 광장공포증agoraphobia, 범불안장애generalized anxiety disorder 등으로 나뉜다. ADHD가 있는 경우, 일상생활에 지장이 발생할 정도로 심한 불안감을 가지고 있는 경우가 많은데, 여전히 학계에선 이런 증상이 ADHD 자체로 인한 것인지, ADHD에서 불안장애 발병률이 높아 그런 것인지 논란이 있다.

필자는 불안과 긴장, 과도한 걱정은 ADHD의 특성 중 하나이며 ADHD 자체가 불안장애를 직접적으로 증가시킬 수 있다고 생각한다. 또한 생각 조절의 어려움, 계획의 어려움, 대인 관계의 어려움, (공식적으로 ADHD의 특성이라고 할 수는 없지만) 불안정한 자아상은 모든 종류의 불안장애를 직간접적으로 증가시킬 수 있다. 불안장애가 충분한 기간 동안의 치료에도 호전이 부족한 경우, 혹은 계속 지지하게 반복되는 경우 ADHD를 한 번쯤 고려해 보았으면 한다.

불안장애anxiety disorder

일반적인 상황에 비해 과도한 걱정, 일상생활에 지장을 유발하는 걱정, 불안, 공포를 특징으로 하는 질환의 집합이다. 가장 흔한 정신과적 문제로 대략 20~30%의 인구가 평생 한 차례 이상 불안장애를 겪는 것으로 알려져 있다. 항우울제와 항불안제를 사용한 약물치료와 인지행동치료에 대체로 반응을 보이나, 만성적이고 반복적인 경우도 적지 않다.

(6) 간헐적 폭발장애(분노조절장애)

간헐적 폭발장애intermittent explosive disorder, 줄여서 IED는 행동장애의 일종으로 화를 참지 못하고 불규칙적이고 돌발적으로 격한 반응을 보이거나 폭력을 행사해 자신의 감정을 표출하는 장애다. 별 다른 원인 없이 언어적, 신체적 공격성이 3개월 간 주 2회 이상, 혹은 재산 파괴나 위해 행동이 12개월간 3회 이상 관찰되는 것을 진단 기준으로 삼는다. 심각한 경우, 상대방에게 심각한 위해를 가할 수 있고 때에 따라 돌이킬 수 없는 범죄를 일으킬 수도 있다. 폭발적인 분노 표현을 포함해 감정 조절의 문제는 ADHD가 보여주는 핵심 증상의 하나로 성인기에 ADHD가 제대로 진단되지 않는 상황을 고려한다면 ADHD 중 간헐적 폭발장애로 진단되는 환자는 훨씬 많을 것으로 예상된다.

간헐적 폭발장애는 소아기에 ADHD가 있었던 경우 더 자주 발생한다는 연구가 있는데, 이 경우의 간헐적 폭발장애는 해결되지 않은

ADHD의 연장선이지 별개의 질환이 아니라고 보는 게 마땅하다. 이전에 언급한 바와 같이, ADHD 진단은 성인 정신과에서 상당히 생소하며, 현재도 하루가 다르게 그 개념이 변하고 있기 때문에 정신과 의사라 해도 이러한 최신 연구 성과를 모두 따라가는 것이 어려운 게 현실이다. 간헐적 폭발장애로 진단을 받은 경우, 또는 일상생활에서 분노 조절에 현저한 어려움이 있는 경우, 다른 정신과 진단에 앞서 ADHD에 대한 고려를 해볼 필요가 있다.

(7) 충동 조절 문제

충동은 모든 사람이 가지고 있는 정상적인 심리 반응이다. 문제는 이런 충동이 조절되지 않는 데 있다. 여기서는 앞 단원에서 충동성 관련 증상으로 분류한 몇 증상에 대해 추가적으로 설명하겠다.

(a) 폭식장애와 신경성 폭식증

해외에서 수행된 다수의 연구에 따르면, ADHD에서 폭식장애binge eating disorder와 신경성 폭식증bulimia nervosa은 모두 일반 인구 집단보다 발생률이 높다고 보고된다. 폭식장애 환자에서 ADHD 진단 비율은 23.8%로 일반 인구 집단 내 비율보다 높게 나타난다. ADHD 환자들 사이에서 폭식은 충동 조절 문제와 연관이 있다는 연구가 있으며, ADHD 약물로 폭식이 호전된다는 연구 결과 역시 적지 않다. 정도의 차이는 있으나 상당수 ADHD 환자가 우울하거나 불안할 때, 스트레스를 받을 때, 무기력할 때, 한마디로 실행 기능이 저하된 상태에서 폭식에 빠진다. '배가 고프지 않은 상태에서' '무의식적으로' 먹게 된다는 보고가 공통적으로 나와 있다.

폭식장애와 신경성 폭식증binge eating disorder & bulimia nervosa

폭식장애는 단시간에 과도한 음식 섭취를 하는 행동, 즉 폭식이 반복이 되는 특징을 가진 질환이다. 신경성 폭식증은 이에 더해 체중 증가를 막기 위한 부적절한 행동, 구토나 과도한 운동 등이 더해지지만 저체중까지 이르지는 않은 경우다. 공통적으로 충동을 조절하지 못하는 자신에 대한 무력감과 죄책감을 보인다.

(b) 자해

비자살적 자해nonsuicidal self-injury, 줄여서 NSSI는 자살에 대한 의도를 갖고 있지 않은 자해 행동으로 청소년의 13~45%, 성인의 4%에서 발생할 만큼 매우 흔한 증상이다. 학계에서는 불안을 해결하기 위한 무의식적이고 충동적인 행동으로 보고 있다. 공통적으로 '나도 모르게' 자해를 한다고 보고하는 경우가 많다. 본래 충동 조절이 어려운 ADHD 집단에서 많이 발견된다는 연구 결과가 있다. 불안과 스트레스에 취약한 ADHD의 특성에 더해 자해 충동의 억제가 어려운 것이 ADHD와 연관되어 있을 가능성이 있다. 해결되지 않는 자해 문제가 반복적으로 드러날 때 ADHD에 대한 진단을 시행할 필요가 있다. 모든 NSSI가 ADHD 때문은 아니겠지만 ADHD에서 발생 가능성이 높다는 것은 분명하며, 일부 해결되지 않는 경우 ADHD와 연관되어 있을 가능성 또한 있다.

(c) 발모광, 피부뜯기장애 등 신체 관련 행동

발모광은 머리카락이나 신체 다른 부위의 털을 반복적으로 뽑거나 피부를 뜯어내는 행위, 손톱을 물어뜯는 행위를 반복하며 이런 충동을 참으려는 시도가 반복적으로 실패하는 질환이다. 불안이나 지루함, 스트레스 등으로 인해서 악화되는 경향을 보인다. 뽑기 전 긴장감이 상승하다가 뽑거나 뜯은 이후에 만족감과 쾌감, 불안감의 완화 등을 느끼며 이에 점점 중독되어 간다. ADHD와는 별개로 진단되는 질환들이나, 발모광과 피부뜯기장애에서 ADHD의 비율이 일반 인구보다 높다는 연구 결과가 있다.

발모광에 효과가 우수하다고 볼 수 있는 치료는 현재까지 없다고 보아도 무방하다. 발모광을 강박장애의 일종으로 보고 있으나 항우울제 등 대부분의 약물이 효과가 미미하고, 효과가 있더라도 일시적이거나 부분적인 경우가 많다. 오히려 구형 약물인 일부 삼환계 항우울제에 더 효과를 보인다는 연구들이 있는데, 이는 세로토닌 중심의 약물보다 도파민과 노르에피네프린에 영향을 줄 수 있는 약물이 더 효과적인 것이라고 볼 수도 있겠다. 필자의 의견으로는 이들 중 상당수, 최소한 일부는 ADHD와 연관이 있을 것으로 보인다.

발모광, 피부뜯기장애, 손톱을 물어뜯는 행동 등이 치료의 주요 대상은 아니었지만 ADHD 환자 중 이런 습관이 동반되어 있는 경우가 다수였으며, ADHD가 아닌 경우도 향후 ADHD로 밝혀지는 경우가 흔하였다. 많은 경우에는 ADHD 치료와 함께 이런 증상들이 어느 정도 완화되었다. ADHD 치료의 직접적인 영향, 또는 불안감과 긴장이 완화를 통해 간접적으로 완화된 것으로 보인다. 모든 발모광이 ADHD는 아닐 것이나, 조절이 어려울 시에는 ADHD의 특성들에 대한 고려가 필요할 수 있다.

(8) 틱장애

틱장애tic disorder는 갑작스러운 불가항력적 근육 움직임으로 눈 깜박임이나 손가락 움직임, 기침, 특이 발성(소리 지르기)이 반복되는 질환으로 조절이 어렵고 스트레스와 불안, 흥분 등으로 인해 악화되는 경향이 있다. 틱장애가 있는 경우, ADHD가 동반되어 있는 비율이 높으며, 특히 운동과 발성 틱이 모두 발생하고 틱이 1년 이상 지속되는 경우인 뚜렛 증후군Tourette's Disorder 집단 내에서 50% 이상이 ADHD가 동반된다는 통계가 있다. ADHD 집단 내에서도 틱장애의 발생률이 높아, 20%에서 동반된다는 통계가 있다. ADHD와 별개의 질환이지만 함께 동반되는 경우가 매우 흔하기 때문에 틱장애 증상 외에 감정적인 어려움, 대인 관계의 어려움이 동반된다면 ADHD 여부를 조심스럽게 따져볼 필요가 있다. 단 ADHD 치료 약물인 정신자극제로 인해 증상이 악화될 수 있어 처방할 때 각별한 주의가 필요하다.

틱장애tic disorder

반드시 그 행동을 해야만 기분이 나아지는, 갑작스럽게 찾아온 불편한 느낌이나 감각으로 인해 어떠한 행동이 반복되는 것이다. 해당 행동은 근육의 움직motor 또는 발성vocal의 양상으로 나타나며, 사람마다 증상의 종류와 개수가 다르고, 시간이 지나면서 같은 사람에서도 다른 양상을 나타낼 수도 있다. 도파민의 농도 이상과 특정 뇌 신경망CSTC의 이상이 관련되어 있는 것으로 추정되며, 성인이 되면서 점차 완화되는 경향을 보인다. 행동 전에 일어나는 느낌과 그 행동은 스스로 인지가 되지 않은 상태에서 반복될 수도 있고, 인지가 되고 이를 일시적으로 억누를 수도 있으나 점차 심해지는 불편한 감각으로 인해 완전히 억누르는 것은 불가능하다. 누구나 경미하게, 일시적으로 발생할 수 있으며 생활에 지장이 없는 경우 치료가 필요하진 않다.

(9) 하지불안증후군

하지불안증후군restless legs syndrome은 특히 야간에 다리가 근질거리거나 불편한 감각이 발생하는 질환으로 다리를 움직일 때는 일시적으로 증상이 완화되기도 한다. 다리를 자꾸 움직이고 싶은 충동이 들면서 수면을 방해하기도 한다. 보통은 야간에, 그것도 다리에만 발생하지만, 경우에 따라 주간에, 팔에서도 일어날 수 있다. 하지불안증후군이 가져오는 감각 이상은 다양한 양상으로 나타나는데, 임상 경험상 '저림'이 가장 흔하였다. 다리에 피가 안 통하는 것 같은 저린 느낌을 종종 호소하며 이를 혈액 순환의 문제, 허리 디스크 문제 등으로 인식하는 경우가 많다. 이 밖에 욱신거림, 당김, 쑤심, 시림, 벌레가 기어 다니는 느낌, 열감 등 다양한 감각 이상이 발생할 수 있다.

통계에 따르면 ADHD 집단 내 40%에서 하지불안증후군이 동반 되며, 하지불안증후군 환자군의 25%에서 ADHD가 동반되는 것으 로 알려져 있다. 하지불안증후군을 직접적인 ADHD의 증상 중 하나 로 보는 견해도 있다. 환자 스스로가 신체적인 문제로 오인하기 쉬워 자세히 물어보지 않는 경우 정신과에서 보고하지 않는 경향이 있기에 기존에 ADHD에 대해 타 기관에서 치료를 받더라도 하지불안증후군 에 대해서는 인지하지 못하는 경우가 흔하다. ADHD를 진단받은 경 우, 신체적 불편감과 연관된 반복적인 수면장애, 또는 사지의 불편한 감각이 있는 경우 정신과 의사와의 상의가 필요하며, 주목의 정도가 높지 않은 질환이기에 주 치료 약제가 변경되었다는 사실을 모르는 경우가 있어 주의가 필요하다. 반대로 하지불안장애가 있는 경우에도 하지불안장애 외에 기분 문제, 우울감 등이 있는 경우 ADHD에 대한 적극적인 고려가 필요하다.

하지불안증후군restless leg syndrome

신체 부위의 움직이고 싶은 욕구와, 움직여야만 완화되는 양상의 저림, 통증, 가려움, 열감 등 이상 감각을 주 증상으로 하는 질환이다. 뚜렷한 원인 없이 발생하는 경우가 흔하나 철분 결핍, 신부전, 임신 등과 관련되어 발생하기도 한다. 휴식 시에 발생하거나 악화되는 경향을 보이며 주로 다리에, 야간에 발생하는 경우가 흔해 수면을 방해한다. 심한 경우, 하지뿐만 아니라 사지에, 그것도 주야간 종일 발생하는 경우도 간혹 관찰된다. 뇌에서 도파민의 조절 이상과 특정 뇌 부위의 저장 철분 소실이 발병과 관련이 되어 있을 것으로 의심된다. 인구의 5~15%에서 발견이 될 정도로 흔하나 수면장애를 비신체적 증상으로만 인식하는 경향, 하지불안증후군을 신체적 질환으로 오인하는 경향, 수면장애 관련 타 불편감을 더 중시하는 경향 등의 요인으로 인해 진단이 되지 않거나 오진되는 경우가 많고, 이는 국내만이 아니라 세계적으로 그렇다.

3부

성인 ADHD의 진단 그리고 치료

"ADHD 치료에서 중요한 점은 개인에 맞춰서 이루어져야 한다는 점입니다. 약물, 행동치료, 그리고 생활의 변화가 복합적으로 이루어져야 효과를 볼 수 있습니다."

- 아리 터크만(심리학자, ADHD 전문가)

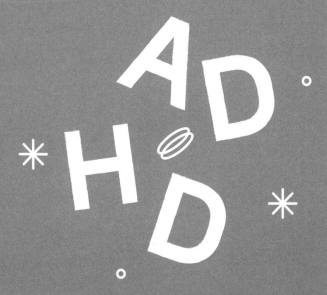

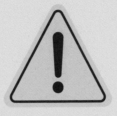

경고!

    ADHD와 본 책에서 언급한 다수의 정신과 질환은 현재까지 확진을 위한 특정 검사가 존재하지 않고, 정신과 의사와의 면밀한 상담이 유일한 진단법입니다. 특히 성인 ADHD의 진단 기준은 현재 진행형으로 크게 변화해 가고 있어 정신과 의사마다 의견이 다를 수 있다는 점에 유의하여 주시기 바랍니다.

    ADHD의 진단과 치료에 있어 다음의 사항들을 충분히 고려해 주시기 바랍니다.

- 절대 본 책만 읽고 섣불리 ADHD나 다른 질환 여부를 판단해서는 안 됩니다. 성인 ADHD는 양상이 매우 다양하고 때에 따라 다를 수 있다는 점에 유의하여 주십시오.
- 글로 쓴 것과 실제 이해하는 증상의 양상은 크게 차이가 날 수 있습니다.

−확신이 드는 경우에도 전문가와의 상담이 필수적입니다.

ADHD 치료에 있어서는 다음의 사항들을 고려해 주시기 바랍니다.

− 본 책에서 소개하는 인지행동치료와 마음챙김은 가장 간단하고 대략적인 개념과 방법이며, 절대로 정신과 의사와의 실제 상담을 대체할 수 없습니다. 부끄럽지만 필자는 모 교수님께 정신치료와 인지행동치료에 대해 어떻게 이해하고 있는지 설명을 드렸을 때 "넌 알고는 있는데 뭐가 좀 이상하다?"라는 평가를 들었습니다.

− 본 책만으로 인지행동치료와 마음챙김의 시행을 권유하지 않습니다. 인지행동치료와 마음챙김 등을 더 체계적으로 자세하게 소개한 서적을 보시길 권유드립니다. 충분한 여유가 있으시다면 ADHD에 대한 충분한 이해가 있으신 상담가와 정기적 치료를 추천 드립니다.

− 본 책에서 소개하는 치료법들은 ADHD를 진단받았고 약물 이외에 다른 시도를 해보고 싶으나 시간적인 여유가 매우 부족하여 가장 간단한 시도를 원하시는 경우 추천 드립니다.

제1장

진단 방법, 정확하되 지나치지 않게

ADHD의 진단에 어떠한 검사가 필요하다는 것이 아니다. ADHD의 진단에는 어떠한 검사도 필요하지 않을 수 있다는 것이다. 도움이 될 수 있지만, 필수적인 검사는 없다.

현재 ADHD의 유일한 진단법은 정신과 의사와의 상담이다. 국내외 ADHD를 진단하는 여러 척도와 검사가 개발되었지만 이런 것들은 모두 ADHD의 진단에 보조적인 수단이다. 진단이 다소 불확실해 다른 근거가 필요할 때 도움을 주는 것이다. 이번 장에서는 ADHD의 진단에 도움이 될 수 있는 검사를 간단하게 소개하고자 한다.

(1) 전산화 검사: 종합 주의력 검사CAT와 전산화 신경 인지 검사CNSVS

전통적으로 인지 기능, 주의력 등을 검사하는 방법은 심리사와의 대면 검사이다. 엄격하게 정해진 방법에 따라 심리사가 검사를 진행하여 나온 결과를 평균적인 수치와 비교하여 해석하는 것이다. 이 방법은 비용이 많이 들고, 엄격하게 검사를 진행하더라도 심리사의 특성, 환자와의 관계에 따라 차이가 발생할 수 있다는 문제가 있다. 이러한 단점들을 보완하기 위해 나온 것이 전산화 주의력 검사이다.

전산화 주의력 검사는 주의력, 기억력, 그 외 ADHD와 연관되어 있는 컴퓨터를 사용하여 측정하고, 각 항목의 수준을 비 ADHD 인구의 평균치와 비교해 보여준다. 세계적으로 다양한 검사가 있으나 필자가 직접 경험한 검사는 종합 주의력 검사Comprehensive Attention Test, CAT와 전산화 신경 인지 검사CNS Vital Signs, CNSVS이다.

종합 주의력 검사는 국내에서 활용되는 대표적인 주의력 검사이다. 대한소아청소년정신의학회의 자문을 받아 국내에서 개발되었다. 검사는 다섯 종류의 주의력 검사와 작업 기억력 검사로 구성되어 있으며 약 40분 내외의 시간이 소요된다. 만 4세부터 49세까지 수행 가능하다. CAT가 갖고 있는 검사 종류와 특성은 다음과 같다.

1	단순선택주의력(시각) visual selective attention task	원하는 시각 자극에 대한 반응할 수 있는 능력을 측정하는 검사로 화면에 2초 간격으로 다양한 도형들이 제시되어 원 모양이 나올 때마다 버튼을 누른다.
2	단순선택주의력(청각) auditory selective attention task	원하는 청각 자극에 반응할 수 있는 능력을 측정하는 검사로 2초 간격으로 다양한 소리가 제시되어 종소리가 들릴 때마다 버튼을 누른다.
3	억제지속주의력 sustained attention to response task	주의력을 유지하며 충동성을 억제하는 능력을 측정하는 검사로 화면에 도형이 나올 때마다 스페이스바를 누르고 X자 모양이 제시될 때에는 누르지 않는다.
4	간섭선택주의력 flanker task	주변의 간섭 자극을 무시하고 목표 자극에 반응하는 능력을 측정하는 검사로 화면에 한 면이 열린 다섯 개의 상자가 주어지고 가운데 상자의 열린 방향과 일치하는 방향키를 누른다.
5	분할주의력 divided attention task	두 가지 이상의 자극을 동시에 처리할 수 있는 능력을 측정하는 검사로 소리와 그림이 동시에 제시되면 바로 앞서 제시된 자극(소리나 도형)이 반복될 때 스페이스바를 누른다.
6	작업기억력 spatial working memory task	일련의 자극들을 순서대로 기억하여 처리할 수 있는 능력을 측정하는 검사로 화면에 표시된 박스의 색이 바뀌면 그 순서를 기억하고 마우스로 순서에 맞게 혹은 역순으로 클릭하여 작업기억력을 측정한다.

전산화 신경 인지 검사는 해외에서 개발된 검사로 FDA의 승인을 받았으며 우리나라를 비롯한 52개국에서 사용 중이다. 운동 기능, 주의력, 기억력, 실행 기능 등 다양한 신경 인지 기능의 영역들을 확인할 수 있으며, 검사 목표에 따라 여러 검사들 중 필요한 검사만 수행

하는 식으로 이루어진다. ADHD에 대한 검사를 수행했을 때에는 종합 주의력 검사와 마찬가지로 약 40분의 시간이 소요된다.

전산화 검사의 장점은 매우 다양하다. 모든 과정이 컴퓨터로 진행되어 검사 전 대기 시간이 없거나 짧다. 검사자의 능력, 검사자와 피검사자의 상호 작용으로 인한 결과 변동이 없어 일관적이다. 결과의 해석이 용이하다. 가장 큰 장점은, 고도로 훈련받은 인력이 필요하기에 비용이 많이 드는 대면 검사에 비해 상대적으로 비용이 저렴하다는 것이다.

하지만 이 검사는 절대 ADHD의 확진을 위한 검사가 아니다. 각 검사 결과를 평균과 비교하는 것이다. 그리고 검사 수행과 결과 해석에 제한점들이 있어 모든 사람에게 적용하는 것은 어렵다.

－현재의 정신 신체적 상태에 영향을 받을 수밖에 없다. 실행 기능은 스트레스나 우울감, 불안감, 피로감 등에 가장 우선적으로 영향을 받는다. 정신과를 방문하는 성인 ADHD 환자들 중 많은 수는 편안한 상태로 방문하는 것이 아니라 우울증, 수면장애, 불안 증상 등을 동반하고 있다. 과거 우울증을 겪었으나 회복이 된 상태로 방문하는 경우도 있는데, 이 경우 인지기능이 저하된 상태가 지속되기도 한다. 이러한 경우는 본래의 능력을 측정하는 것이 아니라 저하된 상태의 측정이 이루어지는 것이기에 경우에 따라서는 아무런 참고 사항이 되지 않을 것이다. 피검사자의 현재 정신 신체적 상태가 심

각하지 않고, 최소한 스스로 인지 기능이 양호한 상태라고 보고하는 경우에서만 검사가 의미가 있을 것이다.

– 검사에서 파악된 주의력 문제와 실생활에서의 주의력 문제와는 차이가 발생할 수밖에 없다. ADHD 환자가 겪는 주의력 관련 어려움은 다양하다. 지루한 상황에서 주의력이 저하된다거나, 생각이 멈추지 않아 집중이 어려운 경우, 무의식적으로 딴짓을 하게 되는 등의 어려움이 있다면 검사 결과가 의미 있을 것이다. 하지만 앞의 문제들이 존재하지 않는 집중의 어려움, 예를 들어 다른 환경에서는 문제가 없으나 실생활의 산만한 환경에서만 집중이 유독 어려운 경우에는 검사 결과가 이를 반영할 수 있을지 불확실하다.

– 경미한 ADHD의 경우, 주의력 문제가 뚜렷하지 않을 수 있다. 경우에 따라서는 주의력의 문제가 없을 수도 있다.

– 개인의 능력 차이, 성장과 보완 정도를 고려할 수 없다. ADHD는 태생적으로 가지고 있는 능력인 만큼 이를 평생동안 보완하려 시도한다. 이 경우 주의력이 다른 두뇌 기능을 통해 보완되어 정상화되거나, 집중하기 위한 본인만의 방법이 개발되어 있을 수 있다. 경험상 ADHD의 증상이 매우 뚜렷한 경우에도 검사 결과가 정상으로 나올 수 있다. 이러한 경우를 반복적으로 경험하였는데, 참조를 위해 검사 결과가 정상 수준으로 나온 한 ADHD 환자의 검사 결과를 첨부한다.

고객 프로필	백분위 범위 표준 점수 범위				> 74 > 109	25 - 74 90 - 109	9 - 24 80 - 89	2 - 8 70 - 79	< 2 < 70
영역 점수	항목 점수	표준 점수	백분위	VI**	높음	평균	평균보다 낮음	낮음	매우 낮음
신경인지 지수(NCI)		111	77	예	X				
종합 기억력	101	106	66	예		X			
언어 기억력	53	102	55	예		X			
시각 기억력	48	107	68	예		X			
신경 운동 속도	217	134	99	예	X				
반응 시간*	659	97	42	예		X			
복합 주의집중력*	6	103	58	예		X			
인지유연성	55	113	81	예	X				
처리 속도	80	135	99	예	X				
실행 기능력	56	113	81	예	X				
단순 시각적 주의집중력	40	106	66	예		X			
운동 속도	136	120	91	예	X				

영역 계기준: 평균 이상의 영역 점수는 109 이상의 표준 점수(SS) 혹은 74 이상의 백분위 점수 (PR)를 나타내며 이는 높은 기능을 하는 피검사자를 가리킵니다. 평균은 90-109 사이의 표준 점수 혹은 25-74 사이의 백분위 점수를 나타내며 보통의 기능을 가리킵니다. 평균보다 낮은은 80-89 사이의 표준 점수 혹은 9-24 사이의 백분위 점수를 나타내며 경미한 결손 및 장애를 가리킵니다. 평균 이하는 70-79 사이의 표준 점수 혹은 2-8 사이의 백분위 점수를 나타내며 중간 수준의 결손 및 장애를 가리킵니다. 매우 낮음은 70 이하의 표준 점수 혹은 2 이하의 백분위 점수를 나타내며 결손 및 장애를 가리킵니다. 반응 시간은 "낮을수록 좋음"을 뜻하는 1/1000초로 표시되며 그 외에는 높을수록 좋습니다. 항목 점수는 개별 하위 검사의 데이터 값으로부터 산출된 원점수 추산값입니다.

VI**- 유효성 지표. 무효한 검사 또는 영역 점수의 가능성을 제시하는 기준을 의미합니다. "아니오"는 피검사자가 검사를 이해했는지, 최선을 다해 검사를 시행했는지 또는 추가 평가를 필요로 하는 임상 상태를 가지고 있는지에 대하여 임상의가 검토해야 함을 의미합니다.

언어 기억력 검사 (VBM)	점수	표준	백분위	
정확히 맞춤 – 즉시	13	104	61	언어 기억력 검사: 피검사자는 15개의 단어를 기억하고 15개의 선택지 분야에서 그 단어들을 인지해야 합니다. 검사는 마지막에 반복됩니다. 언어 기억력 검사는 피검사자 단어들을 얼마나 잘 인지 및 기억, 회수할 수 있는지를 측정합니다. 예를 들면, 피검사자의 문자 그대로의 표현이나 속성의 활용 및 처리 능력을 측정하는 것입니다. /"정확한 누름"/은 인식된 목표 단어들의 수를 의미합니다. 낮은 점수는 언어 기억력 장애를 나타냅니다.
정확히 지나감 – 즉시	15	110	75	
정확히 맞춤 – 지연	10	92	30	
정확히 지나감 – 지연	15	109	73	
시각 기억력 검사 (VSM)	**점수**	**표준**	**백분위**	
정확히 맞춤 – 즉시	11	94	34	시각 기억력 검사: 피검사자는 15개의 기하학적 도형들을 기억하고 15개의 선택지 분야에서 그 도형들을 인지해야 합니다. 검사는 마지막에 반복됩니다. 시각 기억력 검사는 피검사자가 기하학적 도형들을 얼마나 잘 인지 및 기억, 회수할 수 있는지를 측정합니다. 예를 들면, 피검사자의 상징적인 또는 공간적인 표현의 활용 및 처리 능력을 측정하는 것입니다. /"정확한 누름"/은 인식된 목표 도형들의 수를 의미합니다. 낮은 점수는 시각적 기억 장애를 나타냅니다.
정확한 지나감 – 즉시	15	124	95	
정확한 맞춤 – 지연	9	88	21	
정확한 지나감 – 지연	13	110	75	
수지력 검사 (FTT)	**점수**	**표준**	**백분위**	
오른쪽 두드리기 평균	70	119	90	수지력 검사는 운동 속도와 손근육 조절 능력을 검사합니다. 각각의 손으로 세 차례의 두드리기를 시행합니다. 수지력 검사는 각 손의 속도와 몇 번이나 두드렸는지를 측정합니다. 낮은 점수는 운동력 둔화를 나타냅니다. 손 근육 운동 활동의 속도는 어느 손 잡이인지에 따라 달라집니다. 대부분의 사람들은 그들이 자주 쓰는 손의 검사에서 좋은 점수를 보이지만 항상 그런 것은 아닙니다.
왼쪽 두드리기 평균	66	118	88	
기호 숫자 치환 검사 (SDC)	**점수**	**표준**	**백분위**	
정확한 응답	81	136	99	기호 숫자 치환 검사는 시각 주사 및 시지각, 시각적 기억, 운동 기능과 같은 다수의 인지 과정을 동시에 처리하의 수행을 측정합니다. 오류의 원인은 충동적인 응답, 오인 또는 혼동에서 기인할 수 있습니다.
오반응 수*	1	100	50	
스트룹 검사 (ST)	**점수**	**표준**	**백분위**	
단순 반응 시간*	292	99	47	스트룹 검사는 단순/복합 반응 시간, 억제/탈억제, 정신적 유연성 또는 검열에 주의력을 측정합니다. 스트룹 검사는 피검사자가 빠르게 변하고 점점 더 복잡해지는 일반적 명령들에 얼마나 잘 적응할 수 있는지를 평가합니다. 긴 반응 시간은 인지력 둔화 장애를 나타냅니다. 오류의 원인은 충동적인 응답, 오인 또는 혼동에서 기인할 수 있습니다.
복합 반응 시간*	651	90	25	
스트룹 반응 시간 정확*	667	103	58	
스트룹 오반응 수*	1	99	47	

	단순선택 (시각)	단순선택 (청각)	억제지속	간섭선택	분활		작업기억 순방향	작업기억 역방향
누락오류	정상	정상	정상	정상	정상	정반응횟수	정상	정상
오경보오류	정상	정상	경계	경계	정상	공간폭	정상	정상
정반응시간 평균	정상	정상	정상	정상	정상			
정반응시간 표준편차	정상	정상	정상	정상	정상			
d'	5.43	4.46	3.93	1.88	3.13			
Beta	1.00	1.56	0.13	0.17	2.77			
보속오류	0	0	0	0	0			
다중반응	0	0	0	1	0			

'정상', '경계', '저하'로 표시 (정상: 1SD이만, 경계: 1SD이상~1.6SD이만, 저하: 1.6SD이상)

검사 결과의 확인이 진단에 크게 도움이 된 적도 있다. 우울증으로 치료를 받던 A 씨의 경우를 소개하겠다. A 씨는 ADHD의 특성에 몇 가지 해당되었으나 뚜렷하지 않아 진단을 내리기에는 어려움이 있었다. 우울증이 호전되고 인지 기능이 본래의 능력으로 회복되었다고 보고하였을 때 전산화 인지 기능 검사를 시행하였고, 다음과 같이 소수의 항목에서 저하가 확인되었다. 과거 다른 환자가 타 병원에서 유사한 결과지를 가져온 바 있었는데 ADHD가 절대 아니라고 들었다고 할 정도의, 검사 결과로는 절대 ADHD를 확신하기 어려운 경우였다. 하지만 A 씨의 경우에는 능력의 수준이 매우 높다는 것이 ADHD 임을 판단할 수 있는 근거가 되었다. 전문성과 능력이 우수해 명문 대학 교수들이 협업을 제안할 정도의 인재이기에 약간의 저하에도 의미가 있다고 판단하였고, 약물 복용을 시작하자 스스로 인지하지 못했던 다양한 증상들이 확인이 되며 뚜렷한 효과를 보았다. A 씨의 경우 검사를 시행하지 않았다면 치료 시작이 매우 늦어졌을 것으로 확신하며, 필자의 사례 중 검사의 시행이 가장 크게 도움이 되었던 사례이다. 하지만 검사는 제한적으로, 필요한 경우에만 이루어져야 할 것이다.

(2) 정량 뇌파 검사

우리 뇌는 활동을 할 때 다양한 물질들을 교환하고 미세한 전류를 방출한다. 이 전류를 두피에서 측정하는 것이 뇌파 검사이다. 뇌파를 주파수에 따라 다양한 단계로 분류를 하여 가장 느린(주파수가 낮은) 뇌파부터 가장 빠른(주파수가 높은) 전류까지 몇 단계로 분류를 하는데, 각 단계의 뇌파가 어떤 뇌 부위에서 어느 정도의 에너지를 가지고 있는지, 그리고 어느 정도의 에너지 비율을 차지하는지 등 다양하게 분석하여 보여주는 것이 정량 뇌파 검사이다. 쉽게 말하면 뇌파의 양과 비율을 보여주는 검사라고 할 수도 있을 것이다.

ADHD는 뇌가 작동하는 양상이 다르기에 일반적인 뇌파 양상과 차이를 보인다. 개인마다 뇌파의 양상이 매우 다양하며, 증상과 합치하는 부분이 있다. 그중 ADHD에서 공통적으로 나타나는 소견이 있어 이에 대한 확인이 진단에 도움이 될 수 있다.

뇌파에서 ADHD의 특성 확인은 현 상태로 인한 영향이 적고 개인의 능력 수준에 관계없이 많은 도움이 되는 객관적 도구이다. 하지만 이 뇌파 양상은 ADHD에서만 나타나는 특이적인 양상이 아니기에 아무리 뇌파에서 다양한 특성이 나타나더라도 그 자체만으로는 ADHD 여부를 판단할 수 없다. 반대로, 임상 양상이 너무나도 뚜렷하다면 굳이 검사가 필수적이지 않을 것이다.

수십 분간 가만히 앉아서 수행해야 하는 만큼 불안감이 심한 경우 검사 수행에 어려움이 발생할 수 있다. 그리고 머리에 전류 측정을 위한 수용성 젤을 발라야 하기에 다음 일정이 있는 경우 지장이 될 수 있다.

다음은 한 ADHD 환자의 정량 뇌파 검사 결과지 일부이다.

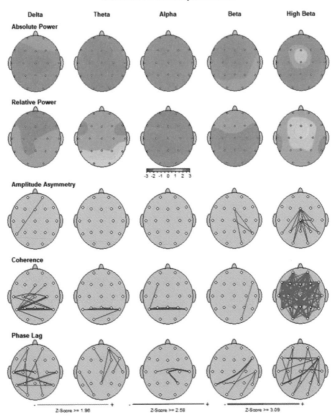

Z Scored FFT Summary Information

아무도 모르는 나의 ADHD

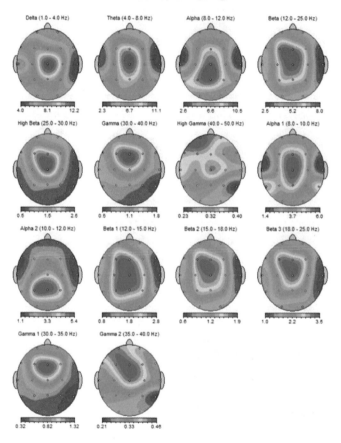

FFT Absolute Power (uV Sq)

FFT Relative Power (%)

Warning: Absolute power must be consulted to interpret relative power.

?2001-2022, Applied NeuroScience, Inc.   5

(3) 종합 심리 검사

종합 심리 검사는 다양하고 전문적인 심리평가 도구를 활용하여 내담자의 인지 및 사고 기능, 정서 상태, 성격 특성, 대인 관계, 가족 간의 갈등 유무, 부모와의 애착 정도, 무의식적인 내면세계 등 심리적 기능 전반을 검사하는 체계다. 국내 현장에서는 보통 '풀배터리full battery'로 불리며, 개인의 심리 문제를 정확히 검사하고 치료 계획을 수립하는 데 널리 활용되고 있다. 웩슬러지능검사Wechsler intelligence test를 비롯해 다면적 인성 검사MMPI, 벤더 도형 검사BGT 등 기존의 여러 검사들이 포괄적으로 적용된다. 지능을 포함해 사고 속도, 작업 기억력 등 다양한 요소에 대한 확인이 가능하다.

종합 심리 검사는 능력이 우수한 검사자가 시행을 하고, 검사 전 충분한 상담, 복합적으로 개인의 특성을 고려해서 ADHD를 의심하고 해석했을 때 진단에 보조적인 역할을 할 수 있다. 하지만 많은 시간이 걸리고 비용이 높으며, 상당 부분의 항목은 ADHD 진단에는 필요하지 않을 수 있다. 다른 이유로 검사를 수행했을 때 보조적인 자료로 활용할 수 있을 것으로 보인다. 보통 병원에서 시행하는 종합 심리 검사는 ADHD를 포함, 특정 정신과 질환의 진단만을 위해서는 제안되지 않는 편이다. 본원에서는 필자의 해석 능력 부족으로 인해 종합 심리 검사를 진행하지 않는다.

제2장

약물 치료, 나의 뇌를 편안하게

약물 치료의 효과가 어떻다라고 한마디로 설명하기는 어려우나 대부분의 ADHD에서 도움이 된다. 상태를 안정적으로 유지할 수 있도록, 본래의 능력을 발휘할 수 있도록 도와준다. 나 자신을 더 알아갈 수 있도록 도와주기도 한다. 하지만 약물에 대한 지나친 기대와 의존은 치료에 독이 된다.

ADHD의 특성과 연관되어 일상생활에서 어려움을 겪는다면, 특히 장기간 어려움이 지속되어 왔던 경우에는 약물 치료가 필수이다. 정신력, 노력, 의지만으로 나아지는 부분은 제한적이다. 애초에 힘들고 싶어 힘든 사람이 어디에 있겠는가? 단순히 의지가 부족해서 힘들었던 것이었다면 다행이지만, 애초에 그런 경우라면 고통이 별로 없거나 단기간에 해결될 것이다. ADHD는 뇌의 구조, 호르몬 분비와 관련된 문제이기 때문에 의지로 해결할 수 있는 부분은 제한적이다. 오히려 과도한 노력으로 기능 저하와 무기력함을 발생하여, 악순환의 고리에 빠져 회복까지 더 긴 기간이 걸리는 경우가 많다. 이번 장에서는 약물 치료의 목표와 효과, 부작용을 간단하게 설명하고자 한다.

(1) ADHD 약물 치료의 바람직한 접근

ADHD, 정신과 진료만이 아니라 모든 의학적 진료에서 치료 전 필요한 것은 치료 목표의 설정이다. ADHD는 특히 치료 목표의 설정이 가장 중요하다. 잘못된 목표의 설정으로 인해, 또는 의료진과 환자의 목표가 달라 치료에 실패하기도 한다. 치료 실패의 대가가 엄청난 것은 아니다. 약을 복용을 중단하거나 효과를 제대로 보지 못하면 원상태로 돌아갈 뿐이다. 하지만 이왕 치료를 시작한다면 더 빨리 편안해지는 것이 의료인과 환자 모두의 바람이다. 빠르게 효과를 경험하고 실패 가능성을 줄이기 위해서는 올바른 목표 설정이 있어야 한다. 그리고 필자의 의견으로는 ADHD에 대한 고정 관념이 앞서 언급한 것과 같이 진단을 방해할 뿐만이 아니라, 치료 목표 설정을 방해하여 치료 실패의 주원인으로 작용하고 있다.

너무나도 당연하지만, ADHD에 대한 진료를 받고 싶어 방문하는 분들의 치료 목표는 집중력 향상이다. 하지만 집중의 어려움은 ADHD의 다양한 요인들이 복합적으로 작용하는 것이기에 집중력의 향상을 목표로 하는 경우 치료는 실패한다. 약을 복용했는데 집중력이 향상되지 않는다면, 또 집중력이 일시적으로 향상되었다가 저하된다면 누구도 약을 복용하고 싶지 않을 것이다. 필자 또한 이러한 고정관념으로 인해 치료 실패를 겪었고, 어떤 분들은 치료가 늦어졌으며,

몇몇 환자와는 큰 갈등을 겪어 치료가 종결되기도 했다. 갈등을 겪은 분들은 모두 동일한 이야기를 하셨다.

"왜 약을 먹었는데 집중이 안 돼요?"

ADHD 여부와 상관없이 누구나 집중이 잘될 때도, 안 될 때도 있다. 공부와 일의 난이도, 흥미, 목표 등에 따라서 집중력은 누구나 차이가 난다. 그리고 누구나 정신적, 신체적 상태에 따라 실행 기능이 변화한다. 이러한 부분은 약물을 복용한 경우도 마찬가지이다. 이를 간과한 채 항시 집중을 하려는 것은 실망만을 낳는다.

사람들마다 약물 치료의 목표는 다르게 잡아야 한다. 하지만 필자는 크게 두 가지를 목표로 제시하고 싶다. 고통distress의 감소, 그리고 상태의 안정이다. 힘들다, 우울하다, 불안하다, 답답하다 같은 고통스러운 생각과 감정을 점차 줄여 나가는 것, 최종적으로는 '편안하다'라고 느끼는 것을 목표로 삼았으면 한다. 집중력, 업무적 기능 등은 그 상태가 되었을 때 발휘될 수 있을 것이다. 그리고 기능의 큰 저하 없이 일정 범위 내에서 상태를 유지하는 것을 목표로 삼았으면 한다. 이런 생각이 단기적으로 더 많은 성취를 거둘 것이라고 장담하기는 어렵다. 하지만 1달, 6개월, 1년, 그 이상의 장기간에 걸쳐 본다면 이 방법이 많은 성취를 이루고, 편안함과 행복을 느낄 가능성이 높을 것이다. 정신과에 방문하는 것은 누구에게나 쉬운 일이 아닌데, 그럼에도 방문을 결심한 이유를 상기해 보자. 대부분의 경우 고통스럽기 때문에 방문 결심을 하며, 이는 ADHD라고 예외가 되지 않는다.

애초에 집중의 어려움은 ADHD가 갖고 있는 다양한 증상들 중 한 가지이며, 사람들마다 그 양상이 다양해 일률적으로 생각할 수 없다. ADHD의 특성이 직접적으로 집중을 저해하는 경우가 있고, 간접적으로 저해하는 경우가 있으며, 과도하게 집중하도록 유발하는 경우도, 집중에 큰 영향을 끼치지 않는 경우도 있다. 앞서 다양한 증상들을 소개하고 뒤에서 사례를 소개하는 이유는 ADHD의 어려움이 집중만이 아니라는 것을 알리기 위해서이다. 스스로의 ADHD를 이해하고 약물 치료는 이 영향을 줄여 내 삶이 편안해지도록 돕는 역할을 해야 한다. 이는 의지만으로 수행하기에는 매우 어렵고 고통스러운 과정이다. ADHD 약물은 이를 조금 더 편안하게 할 수 있도록, 용이하도록 돕는 조력자 역할을 한다.

(2) ADHD 약물의 종류와 기전

ADHD 치료제는 크게 정신자극제psychostimulant와 비자극제 nonstimulant로 나뉜다. 1차 치료제, 즉 많은 경우에서 효과를 뚜렷하게 볼 수 있는 약물은 정신자극제이며, 2023년 현재 국내에서 처방 가능한 정신자극제 성분은 메틸페니데이트 한 종류이다. 메틸페니데이트 제제로는 속효성(효과 시간이 짧은) 약물인 '페니드(환인제약)'와 '페로스핀(명인제약)', 서방정(서서히 방출되는) 약물인 '메디키넷(명인제약)'과 '메타데이트(환인제약)', '콘서타(한국얀센)'가 있다. 국내에서는 서방정만이 보험 적용이 되어 사용된다. 미국에서는 속효성 약물도 사용이 되며 경우에 따라서는 더 효과적이라는 연구도 있으나, 필자는 본 책을 작성하는 시점에서 속효성 메틸페니데이트의 사용을 반대하며 결코 처방하지 않는다.

메틸페니데이트는 신경 연접에서 도파민DA과 노프에피네프린NE 의 농도를 증가시켜 주는 약물이다. 기본적인 효과는 코카인과 같은 일부 마약 또는 위험 약물과 유사한 기전이나, 사용 경로와 흡수 속 도, 반감기 등에서 차이를 보인다. 체내에서 급격한 농도 상승과 저하 가 발생하여 뇌 손상을 유발할 수 있는 마약류와 달리, 서서히 흡수되 고 최소 수 시간에 걸쳐 저하되어 안정적이며, 마약류에서 영향을 주 는 다른 신경전달물질에 대한 영향이 없어 일반적인 경로와 농도에서 는 중독성이 없다. 수년 이상에 걸쳐 관찰한 연구들에서도 장기적이 거나 위험한 부작용은 관찰되지 않았으며 뇌를 보호하는 것으로 알려 져 있다. 한 소규모의 연구에서는 ADHD 청소년의 뇌 성장을 촉진한 다고도 하였으나, 이에 대해서는 아직 확신을 가지기 어렵다.

메틸페니데이트는 ADHD 인구에서 치료 용량, 정상적인 경로로 사용 시 심각한 부작용이 적고 중독 위험성 없이 안전하나, 비 ADHD 인구에서는 안전성이 충분히 검증되지 않았기에 ADHD 또는 기면 증 진단을 받은 경우에만 복용이 권장된다. 많은 정신과 약물이 그렇 지만 메틸페니데이트 역시 효과와 부작용이 개인마다 크게 차이가 난 다. 특히 초반에 효과와 부작용이 크게 나타났다가 안정이 되는 경향 이 있어 경우에 따라서는 5㎎에 일시적으로 큰 효과와 부작용이 발생하기도 한다. 대체로 체중에 비례하여 최대 용량이 결정되나 절대적인 연관성은 없으며, 지속 시간도 개인에 따라 상당히 크게 차이가 난다. 같은 성분의 약물임에도 적합한 제형이 다르기도 하다. 개인에 따라 제형, 복용 횟수, 용량을 찾는 과정이 필요해 시간이 걸린다.

메틸페니데이트는 남용하거나 부적절한 용량을 복용할 때 중독 위험성이 발생할 수 있다. 그리고 이러한 중독의 위험은 속효성 약물이 현저하게 높다. 단약할 경우 발생하는 금단 현상이나 효과가 끝날 때 발생하는 탈력감 등의 부작용도 속효성 약물이 더 심하다. 하루에 2회에서 4회까지 복용해야 하는 번거로움 때문에 치료의 지속에도 불리함이 있다. 한두 차례 약물을 깜빡하는 것은 별것 아닐 수도 있지만, 단 한 차례 빼 먹는 것이 장기간의 치료 중단으로 이어지기도 한다. 이것은 단순한 의지의 문제로 볼 수 없다. ADHD는 단기간에 치료가 되는 것이 아니라 장기간에 걸친 관리와 성장이 필요하다. 이러한 여러 요인으로 인해 미국에서도 속효성 약물의 사용 비중은 급격히 줄어들고 있다. 2000년에서 2005년 사이 ADHD 소아에서 속효성 계열의 약물 사용이 91.1%에서 31.7%로 급격히 감소했다는 것이 보고되었고, 2014년에는 17% 정도로 보고되고 있다. ADHD의 치료는 주의력을 무조건 향상시키고 공부를 잘하기 위한 것이 아닌 만큼 자신의 상태를 더 안정적으로 유지할 수 있는 약물이 무엇인지 반드시 전문가와 먼저 상의해야 한다.

(3) ADHD 약물의 효과와 부작용

부작용 없이 도움만 된다면 참 좋겠지만, 대부분의 물질은 부작용이 발생한다. 설탕은 과량 복용할 경우 비만과 당뇨와 같은 장기 부작용이 발생한다. 소금은 급성 중독으로 현기증, 구역, 구토, 의식 소실, 코마, 사망까지 발생할 수 있으며 장기적인 부작용으로는 고혈압이 널리 알려져 있다. 심지어 물조차 과량 복용 시 사망을 유발한다. 그리고 약도 마찬가지로 부작용이 발생하며, 앞서 언급한 식품에 비해더 적은 양으로 효과가 발생하고, 더 적은 양으로 부작용이 발생한다. 음식에서 알러지가 발생하는 것과 마찬가지로 체질에 따라서는 극히 적은 양에서도 이상 반응이 발생할 수도 있다. 메틸페니데이트 역시마찬가지다.

메틸페니데이트 또한 여느 약물과 마찬가지로 다양한 부작용이 발생할 수 있으나 대체로 안전한 편이며, 천천히 시작하여 증량하고 용량을 맞춘다면 큰 불편감 없이 효과를 볼 수 있다. 수년 이상 복용한분들을 관찰한 여러 연구에서 뚜렷하게 확인된 장기적 부작용은 없었다. 메틸페니데이트가 무조건 안전한 약물이라고 이야기하려는 것이아니다. 개인에 맞게 치료 용량 이내에서 적절하게 사용하였을 경우심각한 부작용이 발생할 위험성이 적고, 수년 이상 복용할 수 있는 분들은 대체로 문제가 없었다는 정도로 생각하면 될 것이다. 전문의와상의하여 적절한 용량 이내에서 너무 서두르지 않고, 부작용을 확인해 가며 복용한다면 대체로 안전하다 정도로 볼 수 있다.

메틸페니데이트의 효과는 뒤집어진 U자형inverted-U shape 곡선을 그린다고 알려져 있다. 용량이 늘어날수록 효과가 함께 향상되는 게 아니라 일정 용량에서 최적 효과를 보이고, 그 이상의 용량은 오히려 효과가 줄어들거나 부작용만 늘어난다. 대체로 체중에 따라 약의 용량이 비례하는 경향이 있으나 개인차가 있어 예상하기 어렵다. 과체중인 환자가 5㎎에 일시적으로 큰 효과와 부작용을 겪는 경우가 있고, 마른 환자가 54, 72㎎를 복용했을 때에서야 충분한 효과를 보기도 한다. 정기적인 상담을 통한 확인과 조절이 필요하다.

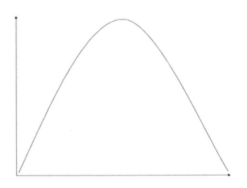

(a) 메틸페니데이트의 효과

일반적으로 기대할 수 있는 메틸페니데이트의 효과에는 다음과 같은 것들이 있다. 모든 효과를 크게 보는 게 아니라 일부분에서만 효과를 보일 수도 있고, 효과가 겉으로는 거의 눈에 띄지 않을 수도 있다. 이런 효과를 본다가 아닌 볼 수도 있다라고 생각하며 천천히 일상 생활에서 확인해 봐야 한다.

－주의력 개선: 일을 하다가 딴짓을 하는 횟수나 시간이 줄어들고 내 의지에 따라 조절하는 것이 용이해진다. 한 가지 일에 더 오래 집중을 할 수 있다. 일을 시작하기까지의 시간이 오래 걸리거나 아예 시작이 안 되던 것이 향상된다. 상대방과 대화 시 흐름을 놓치는 일이 줄어든다.

－생각의 조절: 지나치게 많은 생각이 떠오르던 게 일단 감소한다. 온갖 잡생각이 줄어들고, 미래에 대한 막연한 불안과 걱정, 꼬리에 꼬리를 무는 생각이 잦아든다. 생각을 정리할 수 있고 일의 우선순위를 정하는 게 쉬워진다.

－충동의 조절: 말이나 행동을 충동적으로 하는 습관이 사라진다. 폭식, 폭음 등 충동적인 행동이 줄어든다. 떠오른 생각을 행동으로 옮기지 않고 참을 수 있게 된다. 급하고 기다리지 못하던 성격이 완화된다.

－감정의 조절: 공허함이나 외로움, 불안감 등의 감정이 줄어들거나 이러한 감정으로부터 느껴지는 고통이 줄어든다. 감정 기복과 과민한 감정이 완화된다. 화를 조절하고 억제하는 게 용이해진다.

- 사고 유연성: 완벽주의적 성향이 줄어들거나, 줄어드는 시도를 할 수 있다. 계획이 변경될 때 받던 과도한 스트레스가 줄어든다. 다른 방향의 생각이 수월해진다.
- 불안/긴장 완화: 가만히 있을 때의 초조함, 긴장감이 감소한다. 일을 할 때 몸을 가만히 못 두거나, 피부를 뜯는 등의 자극적 행동이 줄고, 과도한 근육 긴장 등이 완화된다.
- 각성의 조절: 기면증의 정도까지가 아니더라도 주간에 졸음을 참지 못하는 증상이 동반되었던 경우 졸음이 완화되고 각성 상태를 유지하는 게 수월해질 수 있다.

드물게는 '소리가 잘 들린다', '시야가 밝아졌다' 등 감각의 변화를 이야기하는 경우도 있었다.

(b) 메틸페니데이트의 부작용

메틸페니데이트의 부작용은 다양하다. 흔한 부작용, 드문 부작용, 감수하고 약물을 유지할 수 있는 부작용, 그리고 약물을 바로 조절하거나 중단하는 것이 권유되는 심각한 부작용도 있다. 대부분의 부작용은 일시적이고 위험하지 않으며, 용량 또는 제제의 조절에 따라 불편하지 않을 정도로 완화된다.
- 식욕 저하, 소화 불량, 속 쓰림, 구역, 구토: 흔한 부작용들로 식욕 저하와 소화 불량은 심하지 않다면 어느 정도 감수해야 할 수도 있다. 물론 심한 경우에는 반드시 주치의와 상의해야 한다.

-불안, 긴장, 짜증, 감정 기복: 약물을 통해 감정 조절 문제가 완화되어 차분해지는 효과를 볼 수 있으나, 부작용으로 예민해지고 감정 기복이 발생할 수도 있다. 이는 구분이 필요한데 간혹 약물의 부작용이 아닌, 약물을 복용한 상태에서 일을 많이 하거나 휴식을 적게 취하면서 발생하는 증상인 경우도 있다.

-두통, 근긴장, 과도한 각성, 두근거림, 흉통, 숨가쁨, 졸음, 피로감, 열감: 이러한 부작용이 약물을 복용할 때나 약효가 떨어지는 시점에 나타날 수도 있다. 부작용의 종류와 심각도에 따라 주치의와 상의가 필요하다.

-틱 증상의 발생 또는 악화: 약물의 용량 조절 또는 추가를 통해 해결되지만, 조절되지 않는 경우 치료 계획에 대한 상의가 필요할 것이다.

-불면증: 야간에까지 효과가 지속되는 경우 흔하게 발생할 수 있는 부작용이기에 대체로 약물을 주간에만 효과를 볼 수 있도록 조정한다. 하지만 약 효과가 평균 이상으로 오래 지속되는 경우 이른 아침에 약을 복용하더라도 잠을 이루지 못하는 경우도 있다. 약물의 종류나 용량, 또는 복용 시간의 조절이 필요할 수 있다.

-졸음: 일부에서는 일반적인 효과와는 반대로 졸음이 발생할 수 있다.

다음은 약물을 즉각적으로 중단하거나 주치의와 상의를 해야 하는 부작용들이다.

아무도 모르는 나의 ADHD

환청 또는 환시, 피해망상 또는 관계망상, 간질, 발작, 의식 소실, 혼란, (일시적인 두근거림과는 다른) 불규칙한 심박동, 호흡 곤란, 과도한 들뜸이나 의욕 증가, 조절되지 않는 분노 등

이번 장을 마무리하면서 독자들이 이 한 가지를 꼭 명심했으면 좋겠다. 세상에 만병통치약이 없듯이 완벽한 약이란 있을 수 없다. 오랫동안 고통받아 왔기 때문에 그만큼 빨리 완치되고 싶은 마음은 누구에게나 있다. 하지만 섣부른 욕심과 지나친 과욕이 치료를 더디게 하고 약물 사용의 부작용을 가져올 수 있다는 점을 잊지 말아야 한다.

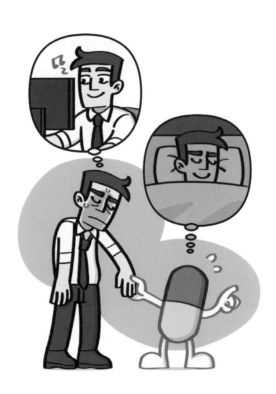

아무도 모르는 나의 ADHD

제3장

인지행동치료: 내가 바꿔야 할 생각과 행동

약물만 가지고 나아진다면 정말 편하겠지만 아쉽게도 그렇지 않다. 정신과적 문제만이 아니라 고혈압, 당뇨 등 신체적 문제도 마찬가지이다. 약물 이상으로 중요한 것이 lifestyle modification, 즉 생활을 변화시키는 것이다. 인지행동치료는 크게 본다면 생활의 변화이다.

약물 치료는 필요하며 효과적이다. 필자의 의견으로는 어려움을 겪는 분들은 힘들고 싶어 힘든 게 아니다. 덜 힘들게 지내기 위해 항상 노력하지만 한계에 부딪친 것이다. 이를 도와주는 게 약물이다. 하지만 약물은 절대 만능이 아니다. 약을 복용하는 것만으로 편해지는 분도 있지만, 많은 분들은 한계에 부딪친다. 오히려 심한 증상과 많은 어려움을 겪는 분보다 ADHD가 경미한 분들, 능력으로 적용되는 면이 많을수록 약만 가지고 나아지지 않는 것 같다. 이 경우 약은 나를 노력할 수 있도록 도와주는 보조 도구이다. 약을 복용하며 노력을 해야만 바뀐다. 이 점이 ADHD의 치료에서 중요한 부분이고, 이 점을 간과하는 것이 치료에 실패하는 큰 요인이다.

ADHD에서 해야 할 가장 기본적인 노력은 생각과 행동의 변화이고, 이를 치료하는 기법 중 대표적인 것이 인지행동치료다. 인지행동치료cognitive behavioral therapy, 줄여서 CBT는 각종 마음 문제에 가장 널리 쓰이는 정신 치료 기법 중 하나이다. 우울증이나 공황장애를 포함한 각종 불안장애, 수면장애, 식이장애, 강박장애 등 다양한 분야에서 효과를 보인다는 것이 많은 연구를 통해 밝혀져 있다. 인지행동치료는 1960년대 아론 벡Aaron T. Beck에 의해 시작되었다. 벡은 정신적 문제를 호소하는 환자들이 갖는 인지적 왜곡cognitive distortion에 집중해, 이를 수정하여 스스로 문제에서 탈출하도록 돕는 치료법을 체계화하여 인지행동치료를 시작하였고, 이것이 발전하여 현재에 이르고 있다.

(1) 인지행동치료의 개요

인지행동치료는 인지치료와 행동치료로 나뉜다. 인지치료를 간단하게 설명하자면, 나를 고통스럽게 만들도록 영향을 주는 왜곡된 생각을 함께 탐색하여 교정을 시도하는 것이다. 이때 이 생각은 나 스스로 이미 인지하고 있어 쉽게 드러날 수도 있지만, 내가 인지하지 못한 채 무의식적으로, 머릿속에 스쳐 가듯 영향을 주는, 의도적이지 않은 생각일 수도 있다. 이를 자동사고automatic thoughts라고 하여 상담을 통해 이를 함께 탐색, 끌어내고 대안을 찾아보는 것이다. 벡은 환자들이 주로 자기 자신이나 주변 환경, 미래에 대해 습관적으로 부정적인 사고를 하는 경향을 확인하고 이것을 인지삼제cognitive triad로 정리했다.

자기 자신	자기 자신에 대해 비판적, 부정적 사고를 갖는다. "나는 정말 구제불능이야." "나는 아무짝에도 쓸모없는 사람이야."
자신의 미래	자신의 앞날에 대해 비판적, 염세적 사고를 갖는다. "지금도 이러니 앞으로도 똑같을 거야." "내겐 더 이상 희망이 존재하지 않아."
주변 환경	세상 전반에 대해 비판적, 부정적 사고를 갖는다. "세상은 정말 엉망이야." "세상은 불공평하고 살기 정말 힘든 곳이야."

이 밖에 인지적 왜곡에는 근거 없는 추론, 선택적 추론, 과잉 일반화, 확대와 축소, 개인화, 라벨 붙이기와 잘못된 라벨 붙이기, 극단적 사고 등이 있다. 벡은 우울한 사람들이 특히 흑백 논리나 이분법적 사고에 익숙하다는 사실을 확인했다. 그는 또한 이들이 한두 가지 문제를 가지고 모든 것을 싸잡아 잘못되었다고 판단하는 과잉 일반화에 빠져 있거나, 문제에 직면했을 때 항상 최악의 상황이나 시나리오를 가정하는 극단적 사고에 몰두한다는 것도 알아냈다. 이 밖에 긍정적인 면을 일부러 걸러내고 오로지 부정적인 면에만 집중하거나 반대로

부정적인 면은 다 걷어 내고 오로지 긍정적인 면에만 집중하는 라벨 붙이기를 시도한다는 점도 지적했다.

행동치료는 환자가 불안이나 잘못된 생각 등 다양한 원인으로 인해 수행하고 있지 못하는 행동을 의사와 함께 탐색해 보고 이를 점진적으로 극복하는 것이다. 쉽게 말하면 하기 어려운 행동을 의식적으로, 계획적으로, 불안감을 참아 가며 수행하는 것이다. 많은 경우 생각을 더 중시하여 이를 변화시키는 데 집중하지만 행동을 변화시키는 시도가 생각 그 이상으로 중요할 수 있다. 생각만이 행동에 영향을 미치는 것이 아니라 행동 또한 생각에 영향을 주며, 행동이 지속되는 경우 생각이 일시적으로 바뀐 부분조차 원 상태로 돌아갈 수 있다.

(2) 인지행동치료의 적용

각각의 치료는 환자의 증상과 상황에 따라 개별적으로 이루어져야 한다. 당연히 사람마다 생각과 느끼는 어려움이 다르고, 이에 따라 교정해야 하는 인지와 시도해야 하는 행동이 다르다. 최소한 몇 주 이상의 기간 동안, 회기 당 충분한 시간을 들인 상담을 통해 그 사람의 생각과 행동 패턴을 탐색하고 이에 대해 이야기를 나누어야 한다. 한두 가지의 행동 시도로 해결이 되면 다행이지만, 어쩌면 수주 또는 수개월에 걸쳐 점진적으로 하나씩 숙제를 받아 시도해야 할 수도 있고, 해당 상황을 경험할 때까지 기다려야 할 수도 있으며, 그 행동이 이루어진 후에는 그 때의 생각과 감정에 대해 대화도 이어 나가야 할 것이다.

인지행동치료의 장점은 단기간에 효과를 볼 수 있다는 점이지만, 이는 타 정신 치료와 비교해서 그렇다는 것이다. 우리나라의 경우, 평균적인 직장인이 수개월간 매주 1시간씩, 회당 수만 원 이상을 들인다는 건 그리 쉬운 일이 아니다. 대부분 일하느라, 공부하느라 바쁘고 지쳐 있고 휴식을 취할 시간조차 부족한데 그러한 시간과 돈을 들일 수 있을까? 물론 시간과 금전적인 여유가 된다면 치료를 받는 것이 가장 좋다. 하지만 그렇게 선택지가 제한되는 분들을 위해 많은 ADHD 분들이 겪는 일상생활의 어려움, 그 어려움의 과정에서 기저에 영향을 주는 생각 그리고 행동의 방향을 간단하게, 피상적으로나마 소개하고자 한다.

(a) 거절에 대한 두려움

ADHD의 대표적 어려움 중 하나로 꼽는 것은 거절민감성Rejection sensitive dysphoria이다. 거절, 비판, 실패에 대해 극심한 감정적 반응으로 우울감, 불안, 분노를 보이는 것인데, ADHD에서 적게는 50%, 많게는 99%에서 동반되어 있는 것으로 추산하고 있다. 이렇게 일반적인 특성이기에 이것이 뇌의 신경전달물질 이상으로 인한 반응인 것으로 볼 정도인데, 필자는 여기에 더해 '무시를 당한다'는 생각이 한 가지 양상이라고 보며, 전적으로 뇌의 문제라고 보지 않는다. 불안정한 자아상과 성장 과정에서의 대인 관계 경험이 ADHD의 기질적 특성인 감정 조절의 어려움과 더해져 발생한다고 생각하나, 이 부분에 대해서는 추후 논의와 연구가 더 필요할 것이다.

이와 관련되어 내가 어떠한 어려움을 겪고 있는지 찾아보는 것이 우선적인데, 대부분 스스로 인지하고 있을 것이다. 대인 관계에서, 업무에서 내가 회피하게 되는 특정 행동들을 찾아보자. 흔한 행동들은 경미하게는 친구에게 연락하는 것을 꺼리는 것부터, 교수님과의 접촉을 회피하고, 업무 중 상사에게 보고하는 일을 미루는 등, 해야 할 일을 하려다가 딴짓을 하거나, 회피하거나, 미루는 양상이 반복되는 행동들이다. 내가 신뢰할 수 있는 친구, 가족 등이 있다면 이들을 통해 내가 인식하지 못한 부분들을 확인을 해볼 수도 있다.

내가 어려워하는 행동들을 종이에 적은 후, 각각의 행동 시행에 대한 어려움을 1에서 10까지의 점수로 정한다. 이 중 가장 점수가 낮아 시도가 용이한 것을 찾아 시도를 고려하고, 이 과정에서 내가 겪을 어려움과 거부감을 상상해 보자. 시도가 가능하다면 시도해 보는 것이 좋으나, 이것이 쉽지 않다는 것, 장기간에 걸쳐 반복적으로 이루어져야 한다는 것이라는 것을 떠올리자.

시행 전 느껴지는 거부감, 시행 중 또는 후의 괴로움. 이때 드는 생각들을 한번 정리해 보자. 그리고 이것이 적당한 생각인지 잘못된 생각인지, 완전히 잘못되지는 않았으나 다소 과한, 지나치게 치우친 생각이 아닌지를 고민해 보자. 가까운 사람에게 이에 대한 상의를 하고 기준을 잡는 것도 방법이다. 한 차례 시도가 이루어지고 어떤지 확인해 보자. 이 행동을 반복하며 익숙해져 나갈지, 또는 새로운 다른 행동을 시도할지를 고민해 보자.

중요한 것은 원래 내가 못 하던 행동을 한다는 것은 매우 스트레스가 되는 것이므로 못 할 수도 있고 이것이 잘못이 아니라는 것, 절대 과하거나 무리해서는 안 된다는 것, 내가 힘들 때에는 미루거나 포기할 수도 있다는 것, 단기간에 나아지는 것이 아니고 반복적으로 장기간 수행을 하며 나아져야 한다는 것, 그리고 이 모든 부분들을 약물을 복용하며 수행하는 것이 효과적이고 변화가 용이하며, 덜 불안하다는 것이다.

(b) 거절을 하는 것에 대한 어려움

거절에 대해 민감한 것과 거절을 하는 것에 대한 어려움은 별개가 아니라 한 증상의 다른 표현일 가능성이 높다. 그런 만큼 너무나도 흔하고 공통적이며, 이로 인해 꾸준한, 그리고 점진적으로 심해지는 어려움을 겪는다. 종종 거절을 못 해 업무량이 늘어나면서 이것이 우울증, 번아웃의 주요 요인이 되는 경우도 관찰된다.

모든 것에 대해 거절을 하는 것은 이상한 사람이고, 그럴 필요도 없다. 그리고 내가 힘들다면 거절을 안 할 수도 있다. 하지만 거절하지 못하여 내가 힘든 면이 있다면, 앞서 마찬가지로 내가 거절을 어려워하는 상황, 사람 등을 적고, 각각의 점수를 매겨 보자. 이를 쉬운 것부터 하나씩 의식적으로, 역시 무리하지 않으면서 반복해 보자.

(c) 휴식에 대한 죄책감

원인은 다양하지만, ADHD에서 휴식을 힘들어하는 것은 흔하며, 의외로 이 부분은 간과되고 스스로 인식이 어렵기도 하다. 휴식을 힘들어하는 것이 아니라 '일을 하는 것이 편하다'라고 인식하기도 한다. 일부 ADHD는 스트레스에 둔감, 또는 회복탄력성이 높아 스트레스를 잘 견뎌 내고 회복할 가능성이 있는데 이것도 한 원인일 수 있을 것이다. 스스로에 대한 부정적 평가, 시간을 더 들여야 남들만큼 할 수 있다는 생각, 이 방식으로 성공을 거두었던 경험 등 다양한 요인이 영향을 주었을 것이다. 이러한 부분이 없어 스스로를 괴롭히지 않는다면 고민을 할 필요는 없을 것이다. 하지만 원인을 찾기 어려운 우울증, 무기력감, 수면장애 등이 반복된다면, 그리고 내가 잘 쉬지 않는 편이라면 이 부분이 영향을 주고 있을 가능성이 있다.

너무나도 당연하면서 의외로 많은 ADHD인 분들이 간과하는 것이, 사람은 휴식이 필요하다는 것이다. 실행 기능을 포함해 모든 기능에서 휴식의 부족은 기능을 떨어뜨린다. 그리고 많은 ADHD인 분들은 계획의 중단, 변경, 미달성에 큰 스트레스를 받는다. 기능의 저하가 계획의 변경과 좌절을 유발하고 이로 인해 무기력감과 기능 저하가 심해지며, 결국 회복이 어려워지는 악순환을 낳는다. 이는 절대 약만으로 낫지 않는다. 회복에는 무조건적으로 휴식이 필요하며, 약은 휴식을 돕는 수단일 뿐이다.

휴식에 대한 절대적 기준 같은 건 당연히 없다. 개인 특성에 따라 필요한 휴식 시간은 천차만별이다. 하지만 일단 충분하고 정기적인 휴식 시간을 확보해야 하며, 이를 장기간 유지한 상태에서 조금씩 조절해 가는 것이 좋을 것이다. 특히 내가 무기력하다면, 평소에 비해 더 집중이 안 된다면, 시작이 안 되고 자꾸 딴짓만 한다면 필요한 것이 노력, 의지, 약이 아니라 휴식이 더 필요하다는 신호일 수 있다. 최소한의 휴식으로 주말 중 하루는 집중과 노력을 많이 요하는 일을 절대 하지 않는 것을 권유하고 싶다. 취미 활동도 많은 집중이 필요하거나 과도하게 경쟁적인 것은 피하기를 권하고 싶다. 많은 분들이 하며 자책하지만, 누워서 휴대폰을 하는 것이 편안하다면 그것이 훌륭한 휴식이다. 멍하게 동영상을 보는 것도 훌륭한 휴식이다. 멍하게 아무 것도 안 하고 있는 게 편안하다면 그 자체로 매우 좋은 것이다. 결국 내 스스로에게 맞는 휴식 방식은 결국 내가 찾아야 할 것이며 남의 방식을 따르는 것은 휴식이 아니라 도리어 또 다른 일이 될 수 있다.

명심해야 할 점은 정해 놓은 시간 외 다른 시간에 내 할 일을 못하는 것은 휴식을 침해할 이유가 되지 않는다는 것이다. 노력해도 안 되는 것은 힘들다는 신호이지, 더 노력이 필요하다는 뜻이 아닐 수 있다.

필자도 사실 어떠한 것이 스스로에게 잘 맞는 휴식일지 잘 모른다. 아마 향후 필자보다 더 훌륭한 분이 포괄적이고 좋은 방법을 제시할 것이다. 필자 기준으로는 휴식과 비휴식을 다음과 같이 느꼈으니 참고 바란다.

ⓐ 휴식으로 다가왔던 행위

- 편안한 사람과의 대화

- 소량의 간헐적인 음주(필자 주량으로는 맥주 최대 2캔)

- 멍하게 인터넷 하기, 뉴스 보기

- 친한 친구들과 구기 운동(육체적으로는 피곤하지만 정신적으로는 휴식이 되었다)

- 즉각적인 쾌락 없이 큰 집중력이 필요하지 않은, 항시 도중에 세이브가 가능한 게임(과거 5년 이상 '던전 크롤 스톤 수프'만 하였는데, 돌이켜 생각해 보면, 그 게임이 나에게 정신적인 휴식이 되었던 것 같다. 취향에 맞을지는 모르겠지만, 많은 집중이 필요 없고, 게임 후에 남는 것이 없고, 언제든 끌 수 있다. 최근에는 '파이어 엠블렘 풍화설월'을 하고 있다)

ⓑ 휴식으로 다가오지 않았던 행위

- 과거에는 다수의 AOS와 FPS를 하였으나, 스트레스와 감정 조절의 어려움 때문에, 그리고 중독을 유발하여 피하게 되었다.

- 새로운 사람과의 만남과 대화

- 혼자 하는 지루한 운동

- TV와 동영상(개인적인 이유로 활자에 비해 정보량이 적어 답답하다)

아무도 모르는 나의 ADHD

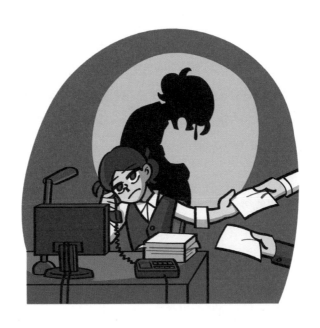

제4장
의식을 강화하는 명상 마음챙김, 그리고 메타인지의 발전

스스로의 마음을 알기 위해 다들 노력하지만, ADHD는 이를 어렵게 만들기에 더 궁금하다. 그러다 보니 온갖 책들, 새로운 기법이 나오는 것 같다. 사실 이 책을 쓰며 메타인지라는 것을 처음으로 찾아보았다. 사람은 제자리인데, 새로운 정의와 이론은 끊임이 없어 어렵다.

우리가 평소 하는 행동 중 많은 부분은 자동적이고 무의식적으로 이루어진다. 여러 일을 동시에 하는 현대 사회에서는 이것이 빈번해진다. 공부를 하며 음악을 듣고, 통화를 하며 일을 하고, 밥을 먹으며 핸드폰을 한다.

무의식적 행동은 마음의 자원(에너지)을 적게 쓰면서 효율적으로 일을 수행하는 방법이며, 이것은 절대 잘못된 것이 아니다. 하지만 많은 ADHD 환자들은 무의식이 더 많은 부분을 차지하며 의식적 행동 수행에 어려움을 겪는다. 이에 ADHD에서는 내 마음 속에서 의식적인 부분을 강화하는 것이 필요할 수 있다. 또한 나의 행동에 대해 부정적으로 평가하고 자괴감을 느끼는 경향이 ADHD 환자들에서 공통적으로 보이는데, 이를 완화하는 훈련도 도움이 될 수 있을 것이다. 이를 위한 훈련법이 마음챙김 명상이다.

마음챙김은 의식적 행동과 비판단적 태도를 키우기 위한 명상법 내지 훈련법이다. 이번 장에서는 환자들에게 적용해보고 꽤 효과를 보았던, 일상생활에서 곧장 시도할 수 있는 간단한 마음챙김 훈련법을 소개하고자 한다.

(1) ADHD에 도움이 되는 마음챙김 훈련

마음챙김mindfulness은 오랜 기간 인간의 역사에 기도와 명상의 형태로 존재해 왔다. 보통 요가의 명상이나 불교의 참선과 같은 종교적 의례에 뿌리를 두고 있으나, 최근에는 종교적 의미를 배제한 넓은 의미의 명상법으로 각광받고 있다. 최근 미국을 중심으로 ADHD 환자들에게 마음챙김 프로그램을 적용하는 단체가 늘고 있다.

마음챙김은 결코 약물을 대체할 수 없다. 당장의 성과를 보이기 위한 훈련법도 아니다. 단독으로는 약물이 필요 없을 정도로 경미하고 환경적으로 여유가 있는 경우 수행할 수 있겠다. 많은 경우에는 약물에 더해 부가적인 방법으로, 일종의 두뇌 훈련법으로 여기며 수행을 할 수 있다.

마음챙김은 장기간, 꾸준히, 일상적으로 시도하면서 내가 알아차리기 어려울 정도로 서서히 효과를 보기 위함이다. 따로 시간을 내서 마음챙김 훈련을 본격적으로 시도하기 어려운 경우라면 다음의 내용을 읽으며 마음챙김의 기초를 이해하고 일상생활에서 약간 적용하려 노력하자.

(a) 건포도 명상법

건포도 명상법은 충동 조절에 도움이 되는 방법으로 특히 폭식이 동반된 경우에 권장한다. 필자의 건포도 명상법의 순서는 다음과 같다.

1. 건포도나 견과류 또는 그와 비슷한 한입짜리 간식을 하나 준비한다.
2. 간식을 손으로 쥐어서 무게와 모양, 촉감을 확인한다. 손을 펴고 모양과 색깔을 관찰한다. 만져서 촉감을 느낀다. 코로 냄새를 맡는다. 이 과정을 의식적으로 생각한다.
3. 입 안에 넣고 씹지 않는다. 내 입과 혀가 어떻게 움직이는지 생각하고 느낀다.
4. 몇 차례 천천히 씹고 삼키지 않는다. 되도록 천천히 씹으면서 이빨에 부딪치는 느낌과 식감, 입 안의 움직임을 확인한다.
5. 삼키며 내 혀와 입 안이 어떻게 움직이는지, 목 안으로 넘어갈 때의 감촉이 어떠한지 최대한 느낀다.
6. 음식을 삼킨 후 어떤 느낌이 드는지, 더 먹고 싶은 느낌이 드는지 확인한다.
7. 이 과정에서 생각했던 것들을 기록으로 남긴다.

(b) 마음챙김 호흡법

마음챙김 호흡법은 호흡에 집중하여 마음을 가라앉히는 명상법이다. 내 호흡을 관조하고 들숨과 날숨을 통해 몸을 중심으로 외부와 내부를 인지하며 마음의 안정을 도모할 수 있다.

1. 몇 분간 수행할지 정하고 알람을 맞춘다.
2. 편안한 자세로 앉거나 눕는다.
3. 눈을 감고 내 몸의 감각에 집중한다.
4. 내 주의를 발로 옮겨 발의 감각에만 집중한다.
5. 주의를 각각 다리, 몸통, 왼팔, 오른팔, 목과 머리로 차례차례 몇 초간 옮긴다.
6. 내 몸의 중심으로 주의를 옮겨서, 배가 움직이는 것에 집중한다. 숨을 들이쉬고 내쉬며 느껴지는 몸의 감각 변화에 집중한다.
7. 내 주의가 다른 곳으로 옮겨가 호흡과 감각 외의 다른 것(생각이나 기억)을 생각하게 된다면, 다른 생각을 했다는 사실을 인지하고 어떤 생각을 했는지 확인한 후 다시 호흡으로 돌아와 집중한다. 이때 중요한 것은 주의가 흐트러지는 것이 잘못된 것이 아니라는 것이다. 이를 경험하고, 인지하고, 다시 돌아오는 시도를 반복하는 것이 훈련이다. 이를 정해진 시간이 될 때까지 반복한다.

(c) 3분 숨돌리기 명상법

숨돌리기 명상법은 화나 스트레스, 온갖 부정적인 감정과 압박을 느낄 때 이를 완화하기 위해 단기간 시행하는 명상법이다. 생각이나 감정, 행동 등 내가 스스로를 조절하기 어렵다고 느낄 때 언제든 시행한다.

1. 3분의 알람을 맞추고 편안한 자세에서 눈을 감는다.
2. 지금 느끼고 있는 내적 경험에 초점을 맞추고 이를 인지한다. 내가 지금 하는 생각은 무엇인가? 내가 지금 느끼는 감정은 무엇인가? 내 신체 감각은 무엇인가? 각각을 자신에게 물어보고 인지한다. 이러한 생각, 감정, 감각을 있는 그대로 받아들이며 잘못되었다고 생각하지도 않고 바꾸려고 하지도 않는다.
3. 내 주의를 좁혀 호흡, 배의 감각에 초점을 맞춘다. 내 주의가 분산될 때마다 이를 인지하고 다시 호흡으로 주의를 돌린다.
4. 주의를 확장하여 몸 전체의 감각을 느낀다. 어떠한 불편감, 긴장감을 느낀다면 그 부위에 주의를 맞추고 탐색하되, 이를 바꾸려 하지 않는다. 이러한 느낌이 해소된다면 다시 전신으로 감각을 확장한다. 이를 알람이 울릴 때까지 반복한다.
5. 고통이 지속되는 경우, 이 과정을 반복해서 시행한다.

(d) 일상적 마음챙김

평소 자동적으로, 무의식적으로 수행했던 행동들을 의식적으로 수행하려 시도한다. 모든 활동을 의식적으로 수행하는 것은 피로감을 유발하므로 한 가지 활동을 정하여 제한적으로 수행한다. 양치나 음료 마시기, 설거지하기, 짧은 이동 등 다양한 활동이 적용될 수 있다. 이는 쉼 없는 뇌restless brain를 쉬게 해주는 것이다. 해당 활동을 수행할 때 어떤 목적으로 어떻게 움직임을 취하려 하는지, 신체 부위가 어떻게 움직이는지, 어떤 감각이 느껴지는지를 의식적으로 생각하며 수행을 해본다. 한 가지 활동을 꾸준히 시도하며 생각했던 것들을 기록한다.

(e) 마음챙김 산책

10분 내외의 짧은 시간 동안 최대한 마음챙김을 시도하며 산책을 한다. 발의 감각, 근육의 움직임 등을 느끼며 천천히 걷는다. 내 주변을 하나씩 보며 인식하고, 형태와 소리, 냄새 등을 인지하고 의식한다. 다른 생각을 한다면 어떤 생각을 했는지 확인한 후 다시 내 몸의 감각과 주변 환경으로 주의를 돌린다. 이를 산책이 끝날 때까지 반복한다.

중요한 것은 수련법 자체가 아니라 내가 생각하는 목표다. 위에서 제시하는 수련법은 내 목표를 이루기 위한 방편에 불과하다. 의식하지 않고 했던 것들(호흡 등)을 다시 의식의 주머니 속에 넣어서 사고의 채로 걸러내는 것, 의식적으로 생각을 하고 의식을 유지하기 어려운 목표에 대해 의식을 넓혀 나가는 것, 의식을 유지하지 못한 경우 내 자신을 찾고 확인하는 것, 그리고 유지하지 못한 내 자신을 편안하게 받아들이는 시도를 하는 것이 중요하다. 이는 자연스럽게 메타인지로 넘어간다.

(2) 메타인지의 중요성

그리스의 탈레스는 스스로를 아는 것이 가장 어렵다 하였고, 그 외 많은 철학자들, 불교와 기독교의 경전, 속담과 우화 등에서도 같은 말을 하였다. 내 자신은 가장 잘 알면서도 모를 부분이고, 많은 사람들이 스스로에 대해 고민할 것이다. 그리고 ADHD의 경우 스스로를 알고 조절하는 것에 어려움이 발생할 수 있어 더 고민이 많을 것이다.

메타인지metacognition는 내가 나 자신의 생각을 아는 것이라 하며, 학습과 업무 수행에 중요한 능력으로 꼽힌다.

수많은 심리학적 개념들이 그렇듯 메타인지 또한 연구자들마다 이야기가 제각각으로 다르다. 이 책에서 메타인지에 관한 많은 논쟁을 다 언급하기는 어렵다. 사실 필자는 이 개념을 알게 된 것조차 몇 개월 되지 않았다. 따라서 메타인지에 대한 상세하고 정확한 이해와 설명은 다른 서적과 전문가를 통해 얻으시기를 바란다. 본 책에서는 극히 간단하고 주관적으로, 필자의 능력 한도 내에서, 그리고 ADHD의 진단과 치료를 기준으로 이야기하고자 한다.

메타인지의 기본적인 의미는 스스로의 생각을 아는 것이다. 하지만 누구도 자신의 생각을 모두 알 수는 없다. 철학자이건, 정신과 의사이건 다 마찬가지이다. 모든 사람들에게는 언제나 의식적인conscious 부분과 무의식적인unconscious 부분이 있고 무의식적인 부분은 인지가 어렵거나 불가능하다.

ADHD는 태생적으로 의식적 영역이 상대적으로 적거나, 또는 조절이 어려워 무의식적으로, 충동적으로, 내 생각을 인지하지 못한 상태로 말하고 행동하는 경우가 다른 사람보다 많거나 쉽게 발생한다. 나의 말과 행동이 지나치게 충동적이고 계획적이지 않다면, 충분한 생각 없이 이루어진다면, 스스로의 말과 행동을 받아들이기 어렵다면 메타인지와 관련된 어려움을 겪는다고 보아야 할 것이다.

약물을 포함해 앞서 언급한 ADHD 치료법들은 모두 메타인지 향상에 도움이 될 수 있다.

- 약물은 생각과 충동 조절의 어려움을 완화하여 더 의식적으로 사고할 수 있도록 돕는다.
- 인지치료를 통해 무의식적인 자동사고를 탐색하여 교정, 의식으로 편입시킨다.
- 행동치료를 통해 무의식적으로 발생하던 회피적인 행동들을 확인하고 자동사고를 완화시킨다.
- 마음챙김 명상을 통해 무의식적 사고를 의식적 사고로 끌어올리는 훈련을 한다.

필자의 의견으로는 이에 더해, 내 자신에 대해 이해하고 수용하는 것이 필요하다. 누구나 스스로에 대한 이해가 완전할 수는 없지만 ADHD의 경우에는 스스로의 특성에 대한 이해가 더욱 어렵고, 자신의 생각 과정과 행동을 이해하고 받아들이기 그만큼 힘들다. 본 책에서 부족하나마 증상을 의도적으로 넓고 다양하게 보려고 하는 이유 중 하나는 ADHD에서 최대한 자신의 특성을 찾고 이해하여 쉽게 받아들일 수 있도록 돕기 위해서이다. 내가 의지가 약해서가 아니라 선천적으로 의식을 유지하는 게 어려운 특성을 타고 났기에 그렇다는 것, 정신력이 부족해서가 아니라 본래 충동을 억제하기 어려운 특성을 갖고 있어서 그렇다는 것을 받아들이자는 것이다. 이 부분들 중 약물로 완화시킬 수 있는 부분은 완화시키고, 생각과 행동을 고칠 부분들을 고치려 시도한다.

그리고 많은 부분들에 대해서는 이것이 내 특성이구나, 하며 받아들이자는 의미에서 이 책을 썼다. 내가 이 부분을 어려워하는 것이 모두 잘못이고 고쳐야 한다는 것이 아니라, 내가 그렇구나라고 받아들이자는 것. 잘 하는 부분을 능력으로 받아들이는 만큼, 힘들어하는 부분도 일종의 능력으로 보아 환경을 조절하려 시도하자는 것. 그럼에도 어렵다면 그것은 어렵고 힘든 것이라는 것을 받아들이자는 것이다.

4부

나의 ADHD는 이렇게 힘들었다

ADHD는 '장애'가 아니다. 능력이 다른 것이다.
-미상(ADHD 티셔츠에 적힌 문구)

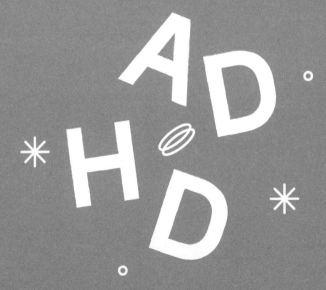

먼저 이 사례들은 있는 그대로가 아니라는 것을 밝힌다. 허구의 환자일 수도 있고, 실제보다 과장이 되어 있을 수도 있다. 여러 환자가 합쳐진 내용일 수도 있다. 필자 내부의 자랑하고 싶다는 마음이 듬뿍 들어가 있는 인지 오류일 수도 있다. 그리고 실행 기능 조절의 어려움은 누구에게나 발생할 수 있는 일인만큼 나를 포함한 내 주변의 어떤 사람에게라도 나타날 수 있고, 이에 유사한 사례들이 수도 없이 많을 것이라는 걸 밝힌다.

필자는 명의가 아니다. 책에서 제시한 방식과 진단, 처방이 정답이 아닐 수 있으며, 필자의 관점에서 환자를 관찰한 것이기에 얼마든지 오류가 있을 수 있다. 그럼에도 4부에 이 방대한 사례들을 실은 이유는 ADHD라는 게 앞으로 개념과 진단, 치료에 있어 계속 바뀌어 나갈 여지가 많고, 바뀌기 전까지 진단도 치료도 없는 상황에 힘들어할 많은 분들에게 조금이라도 도움이 될까 싶어서이다. 혹시라도 장기간 정신과 치료를 받았는데도 나아지지 않는 경우라면 고민을 해보자. 또한 절대 이 사례들을 정답으로는 생각하지 말아주었으면 한다.

대부분의 정신과 질환들은 사실 증후군이다. 증상은 비슷하지만, 사람마다 원인은 제각각이다. 그중 어떤 분들이 ADHD와 관련이 있거나 ADHD일 수 있다는 이야기이다. 또한 모든 사례에 적용할 수 없음을 분명히 밝힌다.

제1장

우울증: 왜 항상 우울하고 무기력할까요?

(1) 반복적인 우울감과 무기력감, 어릴 때부터 발모벽이 있던 환자

A(28)는 외국의 대학원에 다니는 학생으로 코로나 때문에 귀국 후 온라인 강의를 들으며 우울증을 겪었던 환자다. 내원하기 2년 전 우울하고 무기력해 정신과 치료를 받은 이력이 있었다. 1년 정도 항우울제를 복용하며 효과를 보았고, 이후 1년은 약물을 복용하지 않고 지냈다고 한다. 코로나로 인해 학업과 친구 관계가 단절되고, 밤낮이 바뀌는 불규칙한 생활을 하며 일상생활의 어려움이 커져 우울하고 무기력해졌다.

"전에 다른 데서 먹던 약을 받아가고 싶습니다."

이전에 복용하던 항우울제를 한동안 처방받아 복용하며 우울감이 덜해졌고 이후 내원하지 않았다.

수개월 후 A는 다시 병원을 찾았다. 항우울제를 복용하며 우울감이 완화되었고 종종 의욕적인 모습을 보였다. 논문 작업, 아는 사람들과 스터디를 구성했다. 하지만 할 일을 열심히 하면서도 우울감이 다시 발생하였다. 우울감과 무기력감이 심하여 하루하루를 버텨 나가는 게 괴로웠다. 식욕은 증가하여 쉴 새 없이 단 것을 먹었다. 다시 정신과를 방문하여 치료를 받으며 일시적으로 우울감이 나아졌지만, 두어 달마다 우울, 무기력이 다시 발생하여 약을 조절하는 일이 반복되었다. 점차 약의 용량이 올라가고 종류가 늘어났다. 시간이 지나면서 어릴 때 있다가 점차 나아진 머리카락을 뽑는 습관이 다시 심해졌고 숱이 줄어 신경이 쓰였다. 최근 2주 동안은 아무것도 못 하고 꼼짝 안 하는 상태로 있었다.

만성적인 우울감과 무기력감, 털 뽑기, 그리고 우울감에 영향을 준 것으로 보였던 일중독적 성향 등이 ADHD와 관련 가능성이 있다고 보아 증상을 자세히 물어보았다. 평소 집중에 큰 어려움은 없고 산만하지도 않았으나, 일의 난이도와 흥미에 따라서 집중력이 크게 차이가 났다. 평소에는 누구보다도 일과 공부를 열심히 하였지만, 그러다 자신도 모르게 무기력해지면 평소 잘 하던 일을 하지 못하여 괴로웠고, 씻는 것조차 어려웠다. 매사에 일을 벌여 놓고 마무리하는 것을 어려워하는 경향과 성격이 급해 결과를 기다리는 것을 힘들어했다. 아르바이트를 할 때 할 일을 자주 깜빡하였고 스트레스를 받을 때 심해지는 양상의 충동적 쇼핑을 하였다. 집중에는 거의 문제를 느끼지 않아 전형적인 ADHD의 진단 기준에는 완전히 들어맞지 않으나 가능성이 매우 높다고 보았다.

ADHD 약물을 복용하며 A는 안정이 되어 갔다. 수시로 악화가 반복되었던 것과는 달리 6개월을 안정적으로 지냈다. ADHD 약물 외에 복용하던 항우울제와 수면제를 모두 끊었음에도 기분이 편하게 유지가 되었다. 일 중독적인 성향, 쉬지 않는 성향은 잔존해 간헐적으로 무기력한 모습을 보였지만, 이 부분을 지속적으로 상담하며 조절해 나갔다.

A의 사례는 만성적이고 반복적인 우울감이 ADHD와 관련이 있다는 사실을 늦게 발견하여 치료가 1년 이상 지연된 사례이다. 약물이 매우 효과적이었던 사례임과 동시에, 집중이 아니라 휴식을 도왔던 사례이기도 하다. 이 사례를 가장 앞에 배치한 것은 이 때문인데, 약을 꼭 집중을 하기 위해서가 아니라 편안하게 지내기 위해서, 휴식을 하기 위해서 복용했으면 한다는 것이다.

(2) 원인 불명의 반복적인 우울증, 약물 복용이 증상을 보여준 사례

B(44)는 대학 교원으로 동료들과 학생들에게 평판이 좋았다. 연구 실적이 우수하였고 강의 평가는 항상 상위권이었다. 정신과 이력은 없었다. 그러던 중 뚜렷한 이유 없이 2개월 전부터 원인 모를 우울감과 무기력감이 발생하였고, 시간이 지날수록 점차 심해지기만 했다. 사소한 일에 괜히 예민해지고 짜증이 올라왔다. 며칠 동안 잠을 이룰 수 없었고 얼굴과 목이 화끈거리는 열감이 자주 느껴져 아내는 남성 갱년기 증상 같다고 하였다. 정신과에 방문하여 우울증 진단하에 치료를 시작하였다.

대략 1년 반 동안 우울증 약을 복용하면서 경과를 지켜보았다. 약을 복용하면 일시적으로 우울증이 완화되었으나, 1~2개월이 지나면 우울감과 무기력감, 수면장애가 다시 발생하였다. 약물을 변경, 증량하는 과정을 반복하면서 개수와 용량이 늘어만 갔다. 매번 원인은 불분명하고 환경적인 요인에 대해서는 부정하였다.

장기간 상담하면서 다양한 특성들이 하나하나 확인이 되었다. 우울증 발생 이후 집중에 다소 어려움이 있으나, 한 번 집중하면 주위를 신경 쓰지 못하고 부르는 소리를 못 들은 적이 흔하다고 하였다. 매사에 꼼꼼하고 조심스러운 성격이면서도 어렸을 때부터 물건, 심지어 알 수 없는 이유로 옷까지 종종 잃어버렸다. 결국 잃어버리지 않으려 어느 순간부터는 자동차 키와 스마트폰만 가지고 다녔다. '왜 이러지?'와 같은 혼잣말을 자주 중얼거리는 경향이 있었고 이는 우울해질 때 더 빈번해졌다. 밤에 다리가 불편한 감각을 자주 느꼈다. 진단 기준에 부합하는 증상들은 거의 없었으나 몇 특성이 확인되었다. 하지만 ADHD를 진단 내릴 근거가 부족하였고, 이에 우울증 치료만이 장기간 이루어졌다.

높은 용량의 약물에도 불안과 초조함이 나아지지 않았다. 이 때문에 일을 하기 어려워지자 자신이 무능력하다는 죄책감, 우울감이 거의 조절되지 않아 더욱 괴로워했다. 근거는 부족하나 몇 의심되는 특성이 있었고, 필자는 ADHD 가능성에 대해 상의하여 시작하였다.

환자와 의사 양측 모두 약효를 크게 기대하지 않았으나 의외로 약효가 뚜렷하게 나타났다. 우울감과 불안감, 무기력감이 빠르게 완화되었다. B는 스스로 남들보다 집중력이 매우 우수하였다고 생각했으나, 약물을 복용하면서 오히려 집중이 어려웠다는 사실을 깨닫게 되었다. 약물 복용 후 불안, 긴장, 열감이 모두 완화되었고, 편안하고 안정된 상태가 4개월간 지속이 되었다.

하지만 ADHD의 숨겨져 있던 특성들은 약으로만 조절이 되지 않았다. 평소 일을 과도하게 맡고 스스로 찾아가며 하는 성향이 있었는데, 상태가 호전되자 일이 늘어났고, 한계에 달하며 무기력감과 우울감이 다시 발생하였다. 이전까지는 일이 많다는 것을 당연하게 여겼으나, 약을 복용하자 그제야 휴식이 부족하다는 것을 알게 된 것이다.

B의 경우는 ADHD의 특성들이 대부분 보완이 되어 잘 관찰되지 않으며 ADHD로 인한 우수함이 힘들도록 만든 것일지도 모른다. 대부분의 환경에서는 치료가 필요하지 않았을 것임을 확신한다. 일이 조금만 덜 주어졌다면, 조금만 덜 열심히 할 수 있었다면 말이다. 필자의 경험 한정인지 모르겠지만, 진짜 게으른 ADHD는 찾기 어려운 것 같다. 너무 열심히 하다가 무너지는 분들이 대다수이다. 아마 병원에 방문하시지 않는 분들도 굉장히 열심히 살고 있을 것이다. 그리고 이것이 아마 ADHD가 인구의 10%에서 발견된다고 할 정도로 흔한 이유일 것이다. 진단 기준 대로라면 이미 진화에서 밀려나 멸종했을 터인데 말이다.

(3) 기분에 따라 집중력에 편차, 증상의 복합적 상승 작용

C(25)는 모 대학원으로 유학을 온 분이었다. 그는 우울감과 불안감, 신체 증상, 정신 운동성 저하, 수면장애로 고생하고 있었다. 중학교 때부터 만성적 우울감으로 어려움을 겪었고, 항우울제를 복용할 때만 일시적으로 호전되었다 악화를 반복하기에 치료를 중단하였다. 이전 정신과에서는 자폐 스펙트럼 장애가 의심된다는 이야기를 들었다고 하였다. 필자는 자폐 스펙트럼에 대해 충분히 알지 못하지만, 감정 표현이 매우 풍부하여 해당 진단은 고려할 필요가 없다고 생각했다.

C는 우울감 때문에도 힘들어하였으나, 기분에 따라 집중력의 편차가 크다는 것이 학업에 걸림돌이었다. 기분이 좋을 때는 공부를 하다 화장실 가는 것을 잊어 마지막 순간에 뛰어갔다. 기분이 안 좋을 때는 멍한 상태로 무엇을 하는지 몰랐다. 그럴 때면 물건을 잃어버리거나 들은 것을 깜빡하기도 했다. 여기에 더해 기분에 상관없이 꼭 미루는 일들이 생겼다. 좋아하는 공부 외에는 미루고 미루다가 간신히 하거나 깜빡하고 '아, 맞다'라고 했다. 기분이 안 좋을 때면 중독적으로 정리를 하였는데, 밤에 해야 할 일도 잠도 미루고 각을 잡아가며 정리를 하였고, 다음 날 후회하였다. 이런저런 이야기를 하다 귀가 안 좋았다는 것도 알게 되었다. 어릴 때 귀에 문제가 있는 것 같아 청력 검사를 받았으나 정상이었고, 현재도 종종 말소리를 못 알아듣는다 하였다.

우울감의 원인은 복합적이었으나, 그중 타인이 자신을 부정적으로 평가하는 것에 대한 극심한 공포가 한 가지 큰 요인이었다. 공포로 인해 완벽하게 하려다 오래 걸려 중요한 일을 놓치고 자책하여 우울해졌다. 이런 부분은 대인 관계에도 영향을 미쳐 시작은 원활하였으나 유지가 어려웠다. 친구를 만나고 오면 말실수를 한 것은 아닐까 초조해하였고, 자신을 바보라고 생각할까 봐 두려웠다. 이 때문에 기껏 사귄 친구들을 피해 잠수를 탔고, 학교에서도 피해 다녔다. 항상 외롭고 공허했지만 사람을 만날 수도 없어 괴로웠다. 다양한 요소 하나하나가 복합적으로 상승 작용을 하여 해결이 어려운 문제가 되어 있었다. 그리고 대부분은 ADHD와 연관이 있었다.

ADHD 진단과 함께 치료를 시작하였으나, C의 치료 과정은 쉽지 않았다. 휴식 시간을 늘리는 것부터 시작하여 무기력감이 완화되었으나 과도하게 공부 시간을 줄여 다시 우울해졌다. ADHD와 관계없이 성인의 대인 관계라는 것은 어려워 좌절이 발생하였는데, 이는 죄책감으로, 우울감과 무기력감을 유발하여 학업에 영향을 미쳤다. 좁은 줄타기와 같은 치료였고 과하지도, 부족하지도 않게 균형을 잡는 것이 관건이었다. 하지만 크게 보면 점차 나아지고 있었다.

C의 사례는 여러 특성들이 실타래처럼 얽혀 우울증을 유발하며, 장기간에 걸쳐 일상생활에서 풀어 나가야 할 것으로 보였다. ADHD에 대한 사회적 이해 부족이 자존감을 낮춘 사례일 것이다. 또한, 필자에게는 외국도 별거 없구나(?)라는 자신감을 준 사례이기도 하다.

(4) 만성적인 우울증, 심한 무기력감. 심리보다는 두뇌적인 이상 가능성

D(26)는 오랫동안 우울과 불안을 느끼며 살아 왔다. 중학교 때부터 친구들과 어울리는 게 긴장이 되어 힘들었고, 공부도 항시 고통스럽게 느껴졌다. 웅크린 채 지내다 보니 따돌림도 당했다.

"투명인간으로 살았던 거 같아요. 없는 사람 취급을 당했어요."

고등학교 때부터 정신과 약을 복용하기 시작했다. 하지만 약을 복용하면서도 우울하고 불안한 상태는 나아지지 않았다. 하지만 불안감은 공부에 집중을 할 수 있도록 하였고, 목표로 한 교대에 입학을 할 수 있었다.

대학에 입학하며 점차 기분이 나아져 2년 간 약물을 끊었다. 하지만 학년이 올라가면서 공부할 양이 늘고 임용고시에 대한 걱정이 들기 시작하였다. 우울감이 점차 심해지면서 다시 치료를 받기 시작하였고, 5년 간 꾸준히 치료를 받았다.

"그런데 기분이 제대로 나아진 적이 없어요. 약 부작용이 심해서 엄청나게 바꾸었어요. 약 때문에 기분이 들떴다가 우울했다가 했어요."

짧으면 6개월, 길면 1년마다 다른 병원을 찾아가 보았다. 어떤 곳은 우울증, 어떤 곳은 조울증이라고 했다. 진단이 중요한 게 아니라, 늘 무기력해 공부를 할 수 없는 것이 문제였다. 거의 공부가 된 적이 없었고, 시험을 얼마 앞두지 않은 시점에도 마찬가지였다. 누워서 해야지, 해야지 하는데 침대 밖으로 몸을 움직일 수가 없었다.

이전 병원이 비교적 잘 맞는다고 생각하며 1년간 다녔지만, 다시 병원을 옮겨 내원하였다. 기존 우울증, 조울증과는 달리 ADHD 진단을 받았다. 혼란스러워 이전 병원에 문의를 하였지만 해당 병원에서 시행한 주의력 검사는 저하 소견이 거의 없었다 하며 ADHD 가능성은 절대 없고 오진일 것이라 말했다. 혼란스러워 대학병원에서 진료를 받았으나 ADHD에 대해서는 잘 모르겠다고 하였다. 수개월간의 고민 끝에 ADHD 치료를 시작하였다.

ADHD 약물이 즉각적인 효과를 보인다고 알려져 있는 것과 달리, 약 한 달이 지나면서 효과가 나타나 기분이 편안해지고 공부를 시작할 수 있었다. 그러면서 이전에 복용해 오던 약을 몇 가지 줄여 나갔다. 항우울제를 줄이면서 무기력감은 더 완화되었고, 규칙적이고 의욕 있게 생활을 할 수 있었다. 시험 공부를 해봤자 소용없을 거라 생각하여 포기하려 하였는데, 지금 상태면 꾸준히 1년간 준비를 할 수 있겠다고 자신이 생겼다.

D의 사례는 전산화 주의력 검사에서 매우 양호한 소견을 보인 사례이자, ADHD가 두뇌의 특성이라는 것을 다시 깨닫게 해 준 사례이기도 하다. 심한 기능 저하, 기재는 하지 않았지만 뚜렷하고 심각한 증상들을 가지고 있었는데, 이에 비해 다른 분들에게서 잘 보이는 ADHD의 심리적 어려움들은 관찰되지 않았다. 상상일 뿐이지만, D는 약으로 인해 신경전달물질의 농도가 상승된 것이 아니라, 분비가 안정되면서 회복이 된 사례가 아닐까 싶다.

(5) 청소년기부터 심각한 우울증의 지속

E(24)는 9년간 정신과 치료를 받으며 마음 편한 적이 한 번도 없었다. 중학교 때부터 우울감으로 자살 시도, 고등학교에서는 입원을 하였다. 고등학교를 자퇴하고 검정고시를 치른 후, 서울 상위권 대학에 입학하여 대학교를 무사히 마쳤다. 대학에 다니고부터는 학업 능력도 우수하였고 대인 관계도 양호하였다. 하지만 항상 감정은 요동을 치며 불안, 우울, 공허함이 반복되었다.

대학교 졸업 후 방황을 하다 고시를 준비했다. 하지만 꾸준히 유지되지 않고 불안정하였다. 일주일 공부를 하면 일주일 드러누웠고, 한 달 괜찮나 싶더니 3개월간 집 밖을 못 나갔다. 기분이 들떠 친구들을 만나며 다녔다가 땅 끝으로 떨어져 울기만 했다. 병원을 옮겨 가며 모든 종류의 약물을 사용해 보았으나 안정적으로 유지된 적이 없었다.

우울감이 너무 심할 때면 주변 사람들이 자신을 미워해 이상하게 쳐다보는 것 같았다. 그 사람들을 때리고 싶다, 칼로 찌르고 싶다와 같은, 자신이 할 리 없는 생각이 들었다. 이럴 때면 행동으로 옮기지 않을까 무서워 밖에 나가질 못했다. 과거의 안 좋은 기억은 수시로 떠올라 무언가를 보고 있지 않으면 견딜 수가 없었다. 뭘 하건 가만히 있지 못해 다리를 떨고 턱은 꽉 깨물고 있었다.

옮긴 병원에서 2년간 치료받던 중 ADHD 진단을 받았다. 새로운 약을 시도하며 처음에는 불안감이 나아졌지만, 하루는 중학교 때 사람을 죽이고 시체를 유기했다는 생각이 멈추지 않아 울면서 경찰서를 찾아간 적도 있었다. 다니던 정신과에서는 즉각 방문하라고 하였고, 약 조절 후 다음 날부터 다시 안정이 되었다. 이후 수개월간은 다른 문제 없이 공부와 휴식 시간을 조정하며, 시험에 대한 불안과 두려움은 있었으나 지나치게 우울하지 않은 상태로 지냈다.

E는 만성적이고 심각한 우울증이 ADHD 약물 이후 극적으로 완화되었으나, 동시에 ADHD 약물에서 가장 경계해야 할 부작용이 나타났던 사례이기도 하다. 일부를 제외한 다수의 정신과 약물은 의외로 부작용이 심하지 않고 안전하다. 메틸페니데이트 또한 적절한 치료 용량에서 심각한 부작용은 흔치 않으며, 수년간 환자를 관찰한 연구에서도 안전성을 보였다. 하지만 모든 약은 심각한 부작용이 존재하며, 용량이 늘어남에 따라 더 위험할 수 있다. ADHD 약물을 포함한 모든 약물은 치료 목표의 설정과 적정 용량이 필요하다. 과한 용량은 부작용 발생의 위험을 높이며, ADHD 약물의 과량 복용 원인은 잘못된 목표 설정, 주의력 향상이라고 생각한다(절대 E의 경우는 아니다. E는 전적으로 필자에게 용량 조절을 맡겼다). E는 일상생활이 장기간 불가능했던 분을 완화시킨 뿌듯한 사례이자 동시에 심각한 부작용을 겪은 사례이다.

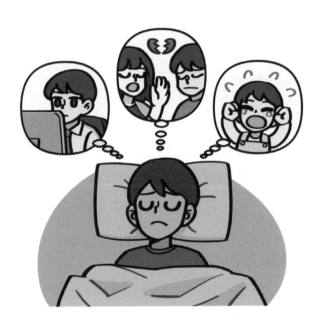

제2장

경계선 성격장애: 정말 제 성격 문제인가요?

필자는 경계선 성격장애를 이론적으로는 열심히 공부하였다. 하지만 진단해 본 바는 없다. 아직 진짜 경계선 성격장애를 만나본 바는 없는 것 같다. 운이 좋은 건지 모르겠지만, 필자의 환자 중에서는 성격의 문제가 장애 수준으로 있던 분은 없었다. 그래서 필자는 경계선 성격장애를 모른다. 확신할 수 있는 것은, 경계선 성격장애는 ADHD와 특성이 거의 일치하고, 구별법이 모호하며 작위적이라는 것이다.

(1) 불분명한 경계선 성격장애 진단

경계선 성격장애 진단을 받고 치료를 받던 F(25)는 직장 때문에 힘들고 일하기 싫다는 이야기를 반복했다. 가슴이 답답하고 숨이 막히며 불안하다고만 했다. 너무 힘들어 우울증으로 다른 병원을 찾았는데 두 달간 치료를 받다가 경계선 성격장애라 들었다고 한다. 필자 개인의 기준으로는 F가 경계선 성격장애의 진단 기준에 해당되는 바는 없었다. 구체적인 언급은 피하여 면담이 제한적이었지만 심각한 불안과 초조를 보일 뿐이었다. 우울증 진단하에 치료를 시작하였다.

F는 증상만을 언급하며 상담에는 회피적이었다. 원인이 있는 것으로 보였고 이에 대한 해결 없이는 나아지지 않을 것으로 보였다. 3개월간 진료를 지속하던 중 원인을 이야기하였다. 유흥 업소에서 일을 하며 성적 착취를 당하는 중이었다. 하지만 해당 일을 극단적으로 싫어함에도 지속하는 원인이 불분명했다.

장기간의 진료를 거치며 일을 그만두었다. 일을 그만둔 후 우울감이 사라져 안정이 되었고, 약을 점차 줄여 나갔다. 하지만 시간이 지나면서 우울감이 심해져 갔다. 다른 일을 하고 싶으나 시작을 매우 어려워하는 것이 원인이었는데, 어떤 일에도 자신이 없어 간단한 아르바이트에 시도조차 하지 못했다. 성인이 된 이후 몇 가지 일을 시도하였으나 일반 사무직부터 간단한 아르바이트까지, 어떤 일을 해도 사소한 실수가 반복되어 불안하였다. 고등학교 때까지는 활발하고 무난하게 지냈으나 일을 어려워하는 경우였으며, 탐색을 했을 때 진단 기준에 합당한, 전형적인 ADHD였다.

약물의 변경, 증상의 재발, 치료의 실패. 2년간 우여곡절을 겪었지만 성격적인 문제로 인한 부분은 별로 없었던 것 같다. ADHD에 대해 간신히 진단 기준만을 알던 시기에 운 좋게 진단한 분이다. 즉, 진단 기준에 해당하던 증상이 너무나도 뚜렷하던 분으로, 오히려 너무나도 뚜렷해 경계선 성격장애와 구분이 확실한 경우이다. 이렇게 ADHD가 확실한 경우에도 경계선 성격장애로 진단되는 경우가 있다고 말하고 싶다.

(2) 조절되지 않는 자살 충동과 감정 기복

G(23)는 자살 충동이 심해 내원하였다. 초등학교 때부터 자살 생각이 끊이지 않았고, 대학교 때는 시도가 미수에 그쳤다. 항상 우울하고 죽고 싶다는 생각이 떠나지 않았다. 그보다 더 고통스러운 것은 하루에도 수시로 변하는 감정 기복이었다. 왜 이리 오락가락 하는지, 무엇 때문에 우울하고 불안한지도 몰랐다. 스스로를 이해하는 게 불가능했다. 이전부터 병원에서 진료를 받았지만 나아지지 않았고 경계선 성격장애라고만 들었다. 본인의 성격 탓인가 보다 했다.

G는 ADHD 진단에 심한 거부감을 보였다. 우수하고 집중력이 좋아 흥미가 있는 것은 8~10시간 집중하는 게 기본이었다. 증상이 다양하고 뚜렷했지만 집중력 등 진단 기준의 항목들은 문제가 없었던 것이다. 기분 등 전반적인 상태가 양호할 때 설득하여 전산화 주의력 검사를 시행하였다. 일상생활에서 집중의 어려움이 전혀 없었던 것과는 달리 검사상으로는 다수의 항목에서 저하가 확인되었다. 검사 결과를 토대로 설득하여 약물을 처방하였다.

불안감과 초조함, 과도한 생각들이 줄어들어 이전과 뚜렷한 차이를 보였다. 그리고 보고하지 않았던 증상, 충동적인 구토 반복과 이로 인한 저체중이 완화되었다. 휴식 시의 죄책감과 강한 일 중독 성향은 남아 있어 간헐적 우울감과 무기력감이 발생하였지만, 스스로 어느 정도 조절이 가능하였고 이에 대해 상담하며 점진적으로 나아져 갔다.

일부 경계선 성격장애를 고려해 볼 수 있는 특성이 있고, ADHD

의 전형적인 증상들은 뚜렷하지 않아 진단에 어려움이 발생할 수 있는 환자이다. 전산화 주의력 검사가 의사와 환자 양측의 판단에 도움이 된 경우이기도 하다.

제3장

강박장애: 생각이 멈추지 않고, 그 행동을 해야 돼요

강박장애obsessive-compulsive disorder는 사고나 행동을 떨쳐 버리지 못하고 반복적으로 하는 것이다. ADHD에서 동반되어 있는 경우가 흔하며, 일부 경우에는 ADHD의 증상 중 한 가지로 나타날 가능성이 있다.

(1) 강박증이 주 방문 원인이었던 ADHD

I(27)는 고등학생 때부터 무언가 잊을까 봐 두려워 항상 메모를 하고 이를 반복적으로 확인하는 습관이 있었다. 공부를 하다 중요한 게 있으면 메모를 해 필통에 보관했고, 나중에 메모를 보면서 떠올리곤 했다. 가볍게 시작된 습관은 점점 심해져 메모의 양이 늘어났고 오히려 일상생활에 지장을 주는 요인이 되었다.

대학 졸업 후 연기를 배웠다. 처음에는 메모를 하는 습관이 도움이 되었다. 다른 사람의 연기를 보며 자세히 적은 내용, 내 생각을 정리해 어떻게 연기를 할지 하는 내용들, 평소 많았던 생각들을 정리하는

데 메모가 도움이 됐다. 하지만 지나친 분석이 감정 표현에 방해가 됐던 것인지, 연기에 대한 분석이나 관찰력은 좋지만 상황에 대한 이해나 상대에 대한 공감이 부족하다는 지적을 받았다. 이를 보완하려 노력했지만 노력할수록 지금 하는 방법에 집착하게 될 뿐이었다. 메모들은 지나치게 세세해져 갔고, 그중 일부만 지켜지지 않아도 무기력해져 생활에 지장이 생겼다. 나중에는 간단한 일 하나조차 메모로 계획되어 있어야만 할 수 있었다. 하루의 절반은 메모를 썼고, 절반은 메모를 확인했다. 정작 중요한 일은 아무것도 할 수 없었다.

집에 있을 때는 그저 자리에 누워서 핸드폰을 보거나 게임을 했다. 이조차 하지 않으면 생각이 끊이지 않았기 때문이다. 미래에 대한 걱정, 꿈에 대한 생각, 과거 일들 등 다양한 생각이 멈춰지지 않아 쉬면서도 피곤했다. 최근에는 연락을 하는 사람이 거의 없었다. 대화 중 잘못되었다고 생각이 들면 직설적으로 말했고, 무시당했다는 생각이 들면 화가 나 소리를 질렀기에 대부분의 대인 관계가 단절된 상태였다.

최근에는 집에서 지내며 열감, 더위, 땀이 자주 발생하였고, 밤에는 다리의 저림과 가려움이 생겨 밤에 잠을 이룰 수 없었다. 과거에 없었던 습관들이 생겨 하루에 손을 수십 차례, 한 번에 비누로 오랫동안 꼼꼼하게 닦으며 피부 건조가 발생하였다. 이 때문에 메모를 할 시간이 부족해지자 매우 불안해하였다.

강박증으로 내원하였지만 ADHD 가능성에 대한 설명을 듣고 몇 약물을 처방받았다. 열감과 저림이 호전되며 잠을 잘 자게 되었고, 메모와 손 씻기, 멈추지 않는 생각, 그리고 내재되어 있던 조급함이 줄어들어 다른 일을 시도할 수 있었다. 초반에는 편안하게 느껴지는 시간이 짧았고 생각이 부분적으로 줄어들었지만, 시간이 갈수록 생각이 더 편안해지고 효과 시간도 더 길어졌다.

주 증상은 뚜렷한 강박 사고와 행동이지만, 과도한 계획과 무기력감, 열감과 하지불안증후군, 멈추지 않는 생각, 충동 조절의 어려움이 동반되어 있었다. 강박 증상들이 ADHD와 별개로 존재하였던 것인지 관계를 정확히 알 수는 없다. 하지만 본 환자의 경우 ADHD 약물만으로 강박 증상이 호전되었다. 모든 강박증이 ADHD와 연관된 것은 절대 아니지만 연관된 강박증이 있다, 정도로 생각해야 할 것이다. 무책임한 이야기지만, 이에 대한 연구들을 진행해야 하는 것은 필자의 역할이 아닌 것 같다. 국내외 여러 교수님들과 연구자들이 진행해야 될 부분이며, 필자는 이렇게 ADHD 약만으로 호전되는 경우가 있었으니 고려해 보자, 정도로 이야기하는 것이 역할의 한계인 것 같다.

(2) 조절되지 않는 불안한 생각의 반복, 자해와 음주

J(22)는 멈추지 않는 반복적인 생각, 이와 연관된 심한 불안감으로 일상생활에 큰 어려움이 있었다. 불안감을 줄이기 위해 매일 술을 마셨고, 취한 상태에서는 칼로 팔다리를 긋는 자해를 하였다. 집 밖, 특히 사람들이 많은 대중교통 등에서 사람들이 내 물건을 훔쳐갈 것이다, 새똥을 묻힐 것이라는 생각이 끊이지 않아 가면 갈수록 밖에 나가

는 것이 불안하고 힘들었다. 몇 군데 정신과에서 항우울제 등으로 치료받았지만 효과를 보지 못했다.

병원을 옮겨 진료를 받으며 과거의 어려움들이 확인되었다. 현재 겪고 있는 여러 증상들은 최근 2년 사이 심해졌지만 사실은 중고등학교 때부터 시작되었던 것이었다. 처음에는 반복적으로 문이 잠겼나 확인하는 것이 시작이었다. 그 다음에는 문자를 보낸 후 내용이 잘못된 것은 아닌지 불안해 확인을 수십 차례 반복하였다. 학교에서는 친구가 내 가방을 건드렸을 것이라는 생각이 끊이지 않아 괴로웠고, 군에 입대해서는 관물대에서 동료가 물건을 훔쳐갈까 두려워 자물쇠를 걸어두었다. 불안감으로 매일 모두가 잠들기 전까지 잠을 잘 수 없었다.

제대 후 첫 1년간은 치료에 반응이 없었고, 병원을 옮긴 후 1년간 약물의 변경, 추가, 증량 과정을 거쳤으나 반응이 충분하지 못하였다. 술을 줄이고 자해는 없어졌으나, 여전히 생각이 끊이지 않고 불안하여 괴로웠다. 외출과 아르바이트 등 일상생활이 괴로웠다. 많은 약을 복용함에도 잠이 들지 않아 가끔 과량으로 복용하였다.

어느 날 J가 하는 공부에 대해 이야기하던 중, 평소 집중력이 좋지 않아 집중 유지가 힘들었다는 말을 했다. 물어보니 어떤 일이건 금방 지루해하고, 군대에서는 실수가 잦아 고참들로부터 많이 혼났고, 중고등학교 때까지 물건을 잘 잃어버리고 약속 시간을 지키는 것도 힘들어했다고 하였다. 더 대화를 나누다 보니 그동안 신체적 문제로 여겼기에 호소하지 않았던, 팔과 다리가 모두 쑤시는 증상, 이것이 밤낮

가릴 것 없이 지속되었다는 것이 확인되었다.

ADHD 약을 추가한 것이 극적인 효과를 주지는 않았지만, 수개월에 걸쳐 원치 않는 불안한 생각들은 줄어들어 거의 없어졌다. 또 주야간 팔다리 쑤심이 호전되면서 생활과 잠이 약간 편해졌다. 약의 종류가 약간이나마 줄었고, 수면 약물이 천천히 감량이 되었다. 여전히 일상생활에 겪는 어려움이 많았고 일반적인 사람보다 많은 약을 복용하고 있었지만, 나아지고 약을 줄여 가는 추세가 천천히 진행되어 나갔다.

고통스러운 침투사고와 강박사고가 일반적인 약물에는 거의 반응을 보이지 않아 장기간의 어려움을 겪던 경우로, 우연한 계기로 ADHD를 발견하면서 주의력이 아닌 다른 증상들을 목표로 약물 치료를 시행한 경우이다. 이에 더해 하지불안증후군이 상하지, 하루종일 나타나는 양상으로, 고통이 심했음에도 이를 정신과에서 표현하지 않는다는 것을 가르쳐 준 경우였다. 이후 하지불안증후군을 많은 분들에게 자세히 물어보았고, 상상 이상으로 흔하고 다양한 양상으로 나타난다는 것을 알게 된 계기이다.

(3) 강박증과 조현병, 그리고 ADHD의 경계

K(20)는 중학교 때부터 시작된 불안과 초조, 대인 관계의 어려움으로 내원하였다. 상급생들에게 폭행을 당하며 공포와 혼란을 느꼈고, 이후 맞았던 기억이 쉴 새 없이 떠오르면서 불안과 초조, 호흡 곤

란이 자주 발생하였다. 시간이 지나면서 위생에 대한 집착이 발생하였고, 자신만의 규칙이 생겨 안 좋은 숫자나 단어를 들으면 귀를 씻었다. 가끔은 심한 불안감에 자해도 발생하였다. 고등학교 때 주기적으로 상담을 받았으나 나아지지 않았고, 대학에 들어가서도 마찬가지였기에 괴롭기만 하였다. 최근에는 감시를 당한다는 생각이 들기 시작하여 불안감이 더욱 심해져 내원하였다.

정신과 방문 시 불안과 초조로 의사 소통이 거의 불가능한 상태였다. 몇 증상 표현에서 심각한 수준의 강박증, 또는 더 심각한 정신과적 문제로의 이행 과정이 우려되는 상태였다. 감시당한다는 생각은 단기간에 호전되었지만 심한 불안과 과거에 대한 생각, 위생에 대한 집착은 4개월간 변화가 없다가 5개월 째부터 불안이 약간 나아졌다. 3개월간 점진적으로 호전 추세를 보이던 중 치료가 중단되었다.

8개월 후 K는 다시 병원을 찾았다. 집안 사정으로 정신이 없어 병원에 올 수 없었다고 하였다. 불안감이 이전만큼 심하지는 않았으나 다시 발생하였다. 과거와는 생각이 떠오르는 양상이 달라져 인터넷 팝업창이 끊임없이 떠오르는 것 같다고 하였다. 그리고 조금 더 다양한 이야기를 할 수 있었다. 아르바이트를 하며 실수가 반복되어 심한 불안을 느꼈던 것, 한자리에 가만히 있고 기다리는 것이 불가능했다는 것, 친구와 대화를 할 때 주제가 계속 바뀌고 연관 없는 이야기를 늘어놓아 핀잔을 받는다는 것 등을 이야기하였다. 그 외 다양한 ADHD의 증상들이 매우 뚜렷하였다.

ADHD 약물을 복용하면서 위생에 대한 과도한 집착, 멈추지 않는 생각은 줄어들었다. 하지만 이것은 많은 어려움 중 극히 일부였고, 꾸준한 진료를 통해 많은 부분이 바뀌었으나 수없이 많은 부분들이 남아 있었다. ADHD가 뚜렷하고 약물에 분명한 효과를 보였으나 효과가 제한적이고, ADHD에 대한 집착에서 벗어나 다양한 뇌 내 신경전달물질을 안정시킨다는 생각으로 접근하면서 천천히 나아져 가는 경우이다. 그만큼 ADHD가 다양하고 복잡하며, 심리적 요인만이 아니라 두뇌의 영역까지 고려해야 한다는 것을 시사하는 경우이다.

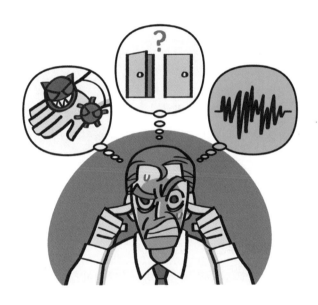

제4장

2형 양극성장애: 불안정한 기분이 너무 괴로워요

경조증 삽화를 찾는다는 것은 정말 어려운 것 같다.

흔히 조울증으로 알려진 양극성장애bipolar disorder는 조증 삽화와 우울 삽화를 오가는 질환이다. ADHD와 구별이 어렵고, ADHD가 2형 양극성장애로, 2형 양극성장애가 ADHD로 오인될 가능성이 모두 있을 것이다.

(1) 겨울방학의 우울증

L(21)은 대학교 입학 후 매 겨울방학 우울감이 심해 고통스러웠다. 정신과는 어린 시절부터 방문했었는데, 어릴 때에는 놀이치료, 중학교와 고등학교 때는 상담을 받았다. 대학교 입학 후에는 우울감이 나아졌으나 겨울이 되면 심한 우울감이 다시 발생하였고, 3번째 겨울을 맞으면서 정신과에 방문하였다. 방학 시작 후 2주간 '고통에서 벗어나고 싶다', '자살하고 싶다'는 생각이 끊임없이 들었다. 갑자기 화가 치

솟아 감정 조절이 어려웠고, 동시에 무기력하여 아무것도 할 수 없었다. 멍한 상태로 있다가 팔을 바늘이나 가위로 찌르는 일도 있었다. 3개월간 약을 복용하며 겨울을 넘겼고, 치료를 중단하였다.

5개월 후 여름방학, 기존에는 문제없던 계절에 우울해지면서 다시 정신과를 방문하였다. 우울감의 원인을 탐색하던 중 L의 방학 계획을 탐색하였는데 물리적으로 불가능할 정도의 일정이었다. 본인도 불가능하다는 것을 알고 있는 것 같았으나 당연히 가능하다고 하였는데, 이에 대한 감정이 복잡한 것으로 보였다. 일정 변경에 대해 상의를 하는 것만으로 나아질 듯 하여 약을 처방하지 않았다.

L은 2개월 후 다시 내원하였다. 수업과 학회를 적당한 수준으로 조정하면서 안정적으로 지내고 있었다. 동시에 교내 심리 상담을 신청하여 상담을 받았다. 상담 중 양극성장애가 확실하다 하였고, 대학병원에서 종합 심리 검사 등 다방면의 검사를 받을 것을 강권받았다고 한다. 겨울방학만 되면 우울해지는 양상을 강조했다고 하였다.

집중에 아무 문제가 없었고 성취가 우수했으며, 일반적인 ADHD 진단 기준에 전혀 부합하지 않았다. 상의하에 전산화 주의력 검사를 시행하였는데, 적은 항목, 2가지에서 저하가 나왔다. 경미한 이상이지만 L의 학력, 능력, 성취의 정도를 고려한다면 이상 소견일 수 있음을 설명하였고 약물을 처방하였다.

이후 효과가 뚜렷하게 나타났다. 잡생각이 줄어들며 마음이 편안해지고, 약을 복용하며 그동안 휴식이 불편했다는 것을 확실히 알게 된 것이다. 겨울방학에 우울해졌던 것은 휴식이 불편했던 것이지, 단순히 겨울이 원인이 아니었다. 휴식이 항상 불편하다 보니 그것을 몰랐던 것이다.

정신과 교수님들은 말씀하시는 바가 다들 다르시다. 그리고 그중 가장 차이가 나는 부분은 양극성장애인 것 같다. 우울증은 없다, 계절성은 무조건 양극성장애이다, 성격이 이런 우울증은 양극성장애이다, 이런 특징이 있는 우울증은 양극성장애이다 등. 아마 이런 얘기들을 수련 시 반복적으로 듣고 오판단한 것이 아니었을까 하는 사례였다. 사실 그 전부터 ADHD 가능성이 의심됐지만 약 없이 일정 조율만 해줘도 괜찮지 않을까 하였는데, 약의 효과가 기대 이상으로 컸던 사례이기도 하다. ADHD의 경중이 개인의 고통, 약의 효과 여부를 결정하지 않는다는 것을 다시 느낀 사례이기도 하다.

(2) 만성적인 우울증, 약물로 인한 뚜렷한 경조증, 그리고 타해사고

M(20)은 음악을 하는 대학생으로, 중학교 때부터 우울감으로 괴로웠다고 하였다. 우울증 치료 시 호전과 악화가 반복되었고, 매우 뚜렷한, 비록 약의 영향이 있겠으나 조증 삽화로까지 착각할 만한 들뜸과 과격함이 발생하였다. 양극성장애 약물을 추가한 후에는 경도의 들뜸만 발생하였다. 하지만 1년 반 동안 한두 달마다 우울감이 재발하며 나아지지 않았다.

졸업을 앞두면서 평소보다 다양하고 심한 스트레스를 받았다. 하지만 이전의 우울감과는 달리 다른 사람을 해치고 싶다는 생각이 반복되었다. 사람을 죽이고 싶다는 생각이 들다가 혼잣말로 죽여 버릴 거야라는 말이 종종 나왔고, 심지어 옆 사람이 있는 경우에도 그런 생각이 들어 스스로 불안하고 자책을 했다. 2달간의 집중적인 약물 조절에 거의 반응을 보이지 않았다.

그러던 중 다양한 ADHD의 특성들이 확인되었다. 과거부터 손가락이나 피부를 뜯는 습관, 과거부터 생각이 많고 조절되지 않는 특성, 불안감으로 잠을 하루 두세 시간만 자며 공부를 하는 모습, 팔에 종일 보이는 양상의 하지불안증후군. 이에 더해 다른 사람을 해친다는 침투적 사고, 혼잣말에 대한 충동 조절의 어려움. 집중과 능력이 우수하여 공식 진단 기준의 증상은 거의 관찰되지 않았지만, ADHD임을 확신하고 상의하에 약물을 처방하였다.

한 달에 걸쳐 타해사고, 혼잣말, 불안과 초조가 완화되었다. 이후 상당량의 양극성장애 약물을 천천히 감량하여 전체 약이 크게 줄었다. 안 맞는 약으로 안간힘을 썼던 것일지도 모르겠다.

양극성장애에 대한 인식을 약간이나마 바꾸어 준 사례이다. 공식적으로는 약물 유발 조증 삽화는 양극성장애가 아니다. 하지만, '약으로 뜨면 무조건 조울증이야'라고 이야기하시는 분들은 매우 많다. 필자도 한때 그렇게 생각했다. 그런데 아닐 수도 있는 것 같다.

(3) 우울증 → 양극성장애 → 그리고 ADHD

N(28)은 우울증과 자살 시도로 치료를 받던 중 내원하였다. 항우울제만을 복용하는 상태로, 들뜨고 충동적이며 과한 옷차림과 화장을 하였다. 말은 빠르고 끊기지 않아 대화가 이루어지지 않고 일방적이었다. 상담 후 양극성장애 약물에 대해 설명하여 처방하였다.

다음 방문 시에는 우울, 무기력한 모습을 보였다. 얼마 전까지 회사를 다녔으나, 흥분이 과한 상태가 몇 개월간 지속되며 문제가 발생하여 퇴사하였다. 그 상태에서 돈을 과하게 써 대출이 생겼다. 현실로 돌아오니 후회와 자괴감이 찾아왔다. 어릴 때부터 있던 만성적인 공허함은 더 심해져 사람을 찾아 나서고 후회하는 일이 반복되었다. 복잡하고 꼬인 상황에 무기력함으로 아르바이트조차 시도하지 못하는 상태가 3년간 지속되었다. 그마저도 안정적으로 지냈던 것이 아니라, 간헐적으로 약간 들뜨고 불안정, 공격적이고, 위험한 행동을 하였다.

내원 3년째에 스스로 ADHD 진료를 받고 싶다고 말하였고, 다시 탐색한 결과 진단 기준에 해당, 약물을 복용 시작하였다. ADHD 약물을 복용한 이후 몇 년 만에 처음으로 무기력감이 나아졌다. 일을 시작하고, 갈 길이 멀었지만 대출 상환이 시작됐다. 그리고 항우울제와 양극성 장애 약물을 최소한으로 줄일 수 있었다. 마찬가지로, 약물 유발성 조증 삽화로 양극성장애 진단을 내린 것이 아님에도 양극성장애 약물을 사용할 수 밖에 없었던 경우이다. 그러나 실상은 다른 약물이 필요했던 것이다.

제5장

불안장애: 불안, 긴장, 숨막힘, 흉통, 그리고 걱정으로 힘들어요

> 모든 정신문제는 참 어렵다. 불안도 마찬가지이다. 정상적인 감정임과 동시에 치료의 대상이기 때문이다.

불안장애anxiety disorder는 불안과 공포로 인하여 일상생활에 어려움이 발생하는 것이다. 우울증과 불안장애 등 여러 정신과적 문제는 ADHD와 별개의 문제가 아니다. ADHD가 불안을 유발하고, 불안이 ADHD의 특성을 악화시킨다. 그런데 불안으로 ADHD에 대응하는 경우도 보인다. 개별적으로 볼 수밖에 없다.

(1) 우수한 능력과 대응 방식으로 인한 ADHD의 은폐

O(32)는 국내에 취직한 외국인이다. 초등학교 때부터 불안감과 호흡 곤란 등으로 불안장애 진단하에 정신과 치료를 받았다. 약을 끊을 시 바로 불안감이 악화되기에 20년 가까이 유지를 해왔다. 하지만 약

을 복용한다고 불안이 없는 것은 아니었다. 일이 늘어나는 등의 스트레스가 발생하면 종종 답답하고 숨이 막혀 왔다.

장기간 지속된 불안과 신체 증상, 생각과 습관, 업무 방식에서 ADHD가 확실시되었다. 그런데 동시에, 20년간 어떻게 이걸 놓칠 수가 있지 하는 생각이 들면서 오히려 불안해졌다. 필자의 오류가 아닌가 하고 말이다. 하지만 진단을 들은 O는 반가워하기를, 본인의 형제들이 ADHD로 치료 중이라고 하였다.

치료 과정에서 다른 약들로 해결되지 않던 불안감이 크게 나아졌다. 그리고 왜 진단을 놓쳤는지 알 것 같았다. O는 능력이 매우 우수하고 많은 부분들이 보완이 되어, 어쩌면 많이 봐 오고 잘 알던 사람일수록 ADHD라고 상상하기 어려웠을 것이라는 생각이 들었다. ADHD의 심리적 어려움, 인지 오류, 행동의 어려움 등 다양한 부분을 물어보았지만 해당되는 것을 찾기 어려웠다. 약 복용 이전에도 무엇을 못 했던 것이 아니었고, 복용을 한다고 능력이 상승된 것도 아니었다. 그럼에도 약의 효과는 놀라웠다.

(2) 긴장, 숨막힘, 불면증

P(35)는 20년간 불면증이 심하다고 하였다. 수면제, 술, 다양한 시도에도 효과는 부족했다. 최근에는 거기에 더해 하루 종일 불안하고 숨이 막혔다. 의욕적으로 일하던 평소와는 달리 무기력하고 조금도 집중하기 어렵다고 하였다.

1년 반 동안 꾸준히 치료를 받았다. 수면, 불안, 약의 효과, 부작용이 널뛰기했다. 몇 주 잘 자다 몇 주는 2~3일에 하루씩 잠을 잤다. 모든 종류의 수면제에 잠을 못 자다가, 가벼운 약에 종일 잤다. 매일 불안하고 초조하며 무기력했다. 그럼에도 직장에서 일처리가 우수해 스카우트 제의가 여러 곳에서 들어올 정도였다.

장기간의 치료와 상담, 고용량의 약물 변경을 겪으며 그제야 ADHD 여부를 고려해 보았다. 항시 과집중하며 바쁠 때는 하루이틀 밤샘은 기본이었다. 흥미 없는 일은 애초에 해본 적이 없어서 집중의 어려움을 겪은 적은 없었다. 그 외 진단 기준에는 해당이 되지 않았으나 ADHD를 시사하는 많은 소견을 가지고 있었다. 운동 관련 증상이 유독 뚜렷했다.

조급함이 덜해지면서 규칙적인 생활을 할 수 있게 되었고 편안해졌다. 생활이 일정해지면서 기존에 복용하던 수많은 수면 약물이 1종류로 줄었다. 항우울제와 항불안제가 중단되었다. 직업 특성상 밤을 새는 시기에는 잠시 수면 약물이 2종류로 늘어나지만, 규칙적인 생활과 휴식을 유지하면서 급한 일이 끝나면 회복되었다.

P에 대해 가끔 생각이 드는 것은, 예상이 어렵다는 것이 불안을 증폭시킨 것 아닐까 하는 점이다. 수면도, 약의 효과도, 능력도 변동이 많다 보니 예상이 어렵다. 예상이 어려운 것은 불안하고, 과한 걱정과 미래에 대한 대비를 낳지 않았을까. 종종 유사하게 생활이 매우 불규칙한 분을 볼 때 드는 생각이다.

(3) 미래와 환경 변화에 대한 과도한 불안

Q(31)는 출산 후 대학원을 준비 중이었다. 학기 시작까지는 몇 개월이 남았으나 육아와 공부를 병행해야 한다는 걱정을 하였고, 자주 불안해하면서 답답하고 숨이 막혔다. 밤에는 덥고, 다리가 저리고, 잠도 못 잤다. 예민해지면서 아이만 봐도 짜증이 났다.

초등학교부터 석사 때까지, 어디에서건 열심이고 우수하다는 이야기를 들었다. 한시도 멈춘 적 없이 공부를 하였다. 하지만 출산으로 박사 학위가 늦어지면서 남들보다 뒤처졌다는 생각이 들었다. 그리고 본인이 2가지 일을 못 하는 사람이라는 것을 잘 알고 있었다. 그동안은 주변 일들을 잘 조정을 해왔다. 일은 한 가지씩, 못하는 것은 누군가의 도움을 받았다. 인간관계를 거의 신경 쓰지 않고 일부러 단절하기도 했다. 하지만 공부는 누가 도와줄 수 있는 것이 아니었다. 육아는 도움을 받겠지만 완전히 벗어날 수 있는 게 아니었다. 육아가 서툴러 자신이 없기도 했다. 자신이 나쁜 엄마라는 자책도 자주 들었다. 뒤처졌다는 생각과 걱정은 끊이지 않았고, 불안감과 숨막힘이 심했다.

어떠한 항우울제에도 부작용이 나기에 ADHD 약만 복용을 했음에도 불안감이 크게 줄었다. 복용 후 불안과 숨막힘, 과민함, 죄책감이 거의 사라졌다. 하지만 그럼에도 걱정은 남아 있었다. 새로운 환경에 적응해야 하고, 학업과 육아를 동시에 해야 한다는 것이다. 정상적인 걱정이었고, 약만 가지고 나아질 것은 아니었다. ADHD 약을 복용하며 볼 수 있는 효과, 약 복용 전에는 한 가지에 대한 집중을 매우 잘

하는 대신 다른 것을 전혀 할 수 없었던 것, 어쩌면 약을 복용하며 주의력을 다른 곳으로 옮겨도 두 가지에 신경을 써도 전보다 덜 힘들 수 있다고 이야기해 주었다. 실제 학기가 시작되어야 알 수 있을 것이고, 단숨에 나아지는 것이 아니라 천천히 경험을 하며 나아질 것이다. 하지만 이전까지 아무리 노력해도 바뀌지 않던 것이 이제는 조금씩이나마 바뀌어 갈 가능성이 있다. 약은 많은 분들에게 변화의 가능성으로 작용하는 것 같다.

제6장

충동 문제: 성격이 급한 사람만 충동적인가요?

ADHD를 공부하며 가장 이상하고 궁금했던 것은 충동 관련 진단 기준이다. 먹고 싶은 음식부터 수많은 욕구와 갈망. 사람의 충동은 다양한데 ADHD의 충동은 한 가지일까.

필자는 평생 폭식 충동과 싸워 오고 있다. 오랫동안 게임을 참다가 수능 전날 게임 충동을 못 참았던 일은 1년에 최소 1번씩 20년 넘게 회자된다. 의대 시험 전날 충동적으로 서울 가는 버스를 타 후회를 했었다. 충동적으로 차를 사고 몇 년 후회했었다. 그 외에 소소하게 충동을 못 참은 일은 수도 없이 많다. 이 충동들이 ADHD의 증상이라는 것이 아니라, 충동이라는 것은 누구나 가진 것이고 못 참을 때가 있다는 것이다. 그리고 정신과에는 많은 충동 관련 질환들이 있다. 충동 관련 문제도 그렇게 다양하다는 것이다. 아마 ADHD의 충동은 상상 이상으로 다양할 것이기에 필자가 모두 상상하기 어렵다. 몇 가지 자주 보이는 충동 조절이 어려운 사례를 적었다.

(1) 만성적인 우울증과 충동 조절의 어려움

R(18)은 올해 대학에 입학한 학생이다. 어릴 때부터 밤에는 원인 불명의 열과 더위가 있어 옷을 벗고 자는 것이 버릇이 되었다. 자주 우울하고 두통에 시달려 간혹 소아과에서 항우울제를 처방받아 복용하였다. 고등학교까지는 부모님과 지내며 지나치게 무기력해지는 일 없이 버텨 왔으나, 자취를 하며 대학교를 다니면서 우울감은 심해졌다. 유명 정신과에서 우울증 진단을 받고 4개월간 치료를 받았으나 아무 변화가 없었다. 외롭고 우울하고 온갖 부정적인 생각들이 끊임없이 떠올랐다. 너무 힘들 때면 자해를 참을 수 없었는데, 자해 후에는 잠시 생각들과 불안이 가라앉았지만 자책을 하여 더 힘들어졌다. 스트레스를 받으면 성적 욕구도 솟구쳤다. 쇼핑과 휴대폰 게임에 돈을 너무 써서 고생도 하고, 가끔은 목에 차오를 때까지 음식을 먹었다가 토하기도 했다. 이런 일들이 한 번 있을 때마다 자존심이 상하고 이상한 사람이 된 것만 같았다.

병원을 바꾸고 약도 조절 받았으나 여전히 힘들었다. 대학병원에서 몇 차례 받은 진료도 소용이 없었다. 점점 텅 비고 외로운 기분이 들었다. 혼자 매일 소주를 3병씩 마셨다. 너무 힘들 때면 애인에게 전화해 울면서 이제 자살을 할 것이라고 이야기했다. 하면 후회하는 말이었지만 너무 힘들어서 울다 보면 스스로를 막을 수 없었다. 애인이 오면 그나마 살 것 같았으니까.

R은 아주 어려서부터 소음에 과민했고 사람이 많은 곳을 힘들었

다. 대학교 입학 이후부터는 가끔 밤에 목소리가 들리는 것 같았는데, 꼭 자신을 혼내는 것 같았다. 주의력을 확인해 보자 몇 특성이 발견되었다. 공부할 때 집중력이 매우 좋다고 하였으나 한 곳이 아니라 10~20분마다 자리를 바꾸며 돌아다녔고, 종종 서서 왔다 갔다 하며 공부했다. 어릴 때 물건을 자주 잃어버려 필요한 물건만 가지면서 중학교 정도부터는 각 바지주머니에 넣고 다니는 물건이 정해져 있었다. 중고등학교 때 수업 시간에는 별 이유도 없이 갑자기 신이 나면 노래를 부르고 춤을 추다가 혼나기도 했다.

약을 복용하자 불안과 충동이 약간 줄었다. 자해와 폭식은 거의 없어졌다. 돈 쓰는 것은 큰 차이가 없었다. 여전히 혼자 있는 것은 편치 않았다. 애인은 항상 보고 싶었고 자주 불렀지만 죽을 것이라고 말하는 일은 없어졌다. 소리에는 예민했지만 목소리가 들리는 느낌은 없어졌다. 전보다는 나았지만 여전히 불편한 것이 많이 남아 있었다. 대인 관계가 항상 편치 않아 긴장하며 불안해했다. 시험 기간에 밤을 새면 불안정해지고 충동이 심해졌다. 방학 때는 약을 복용하더라도 생활이 불규칙해지고 잠을 못 자면서 무기력해졌다. 하지만 많이 힘들어질 때에도 이전에 비하면 비교적 덜한 편이었으며, 편한 날들이 점차 늘어갔다. 시간이 지나면서 방학 때에도 규칙적인 생활을 유지할 수 있었다.

R이 겪은 충동과 생각들은 누구나 머리 속에 생기는 것들이며 힘들 때는 더 많이 떠오르거나 행동으로 이어질 수도 있다. ADHD가 충

동이 더 많이 생기는 것일지, 충동의 양은 비슷한데 억제가 어려운 것일지 모르겠다. 분명한 것은 그 충동이 행동으로 이어지는 것을 의지만으로는 조절할 수 없는 특성이 있는 것이고, 이를 의지의 문제만으로 치부하는 것은 상당히 가혹한 일이라는 것이다. 어떤 잘못된 행동을 한 것을 변호하자는 것은 아니다. 충동, 그리고 ADHD에 대한 이해를 통해 충동을 어떻게 조절하고 예방할지 만들어 가자는 것이다.

동시에, 겪는 어려움이 다양하고 심했던 경우이다. 장기간의 약물 복용, 행동치료를 지속하며 서서히 편안해진 경우이다. 우수한 성취를 보이는데 아직 힘든 점들은 많이 남아 있다. 지금은 바뀌었지만 한때 외국에서는 지능 등의 보완할 수 있는 능력이 높은 경우 ADHD로 인한 어려움을 겪지 않을 것이라는 주장이 있었다. 어쩌면 성취적 수준과 주의력에 초점을 맞추었기에 그랬던 것이 아닐까. 하지만 ADHD는 능력적으로 문제가 없더라도 이렇게 다양한 충동과 감정적 어려움과 연관되어 있을 수 있다는 고려가 필요한 것 같다.

(2) 집에서만 발생하는 분노 폭발

S(34)는 최근 배우자에게 극심하게 화를 내는 일이 반복되었다. 평생 거의 화를 내 본 적이 없었기에 스스로가 당황스러웠다. 결혼 2년차였는데, 처음에는 괜찮았지만 점차 짜증을 내는 일이 생겼고, 최근 3개월간은 4차례 불같이 화를 냈다. 지나고 나면 별일 아니었기에 더 당황스러웠다. 배우자가 집안일을 요청했을 때와 늦게 퇴근한 것에

대해 약간의 농담을 했을 때였다. 남은 두 가지 일은 기억도 나지 않았다.

주변 사람들에게 S는 항상 좋은 사람이었다. 직장에서는 다소 부당한 지시, 화를 낼 만한 상황에서도 화를 한 번도 내지 않았고 괜찮다 하며 넘겼다. 연애를 할 때도 그랬다. 배우자만이 아니라 이전의 연애에서도 화를 내 본 기억이 별로 없었다.

하지만 성격적인 부분은 그런 모습과 정반대였다. 직장에서는 잘 드러내지 않았지만 실제로는 성격이 급하고 기다리는 것을 힘들어하였다. 동료가 일을 지체하면 괜찮다고 말하면서도 속으로는 안달을 냈다. 그 이상으로 자신 때문에 일이 지체되는 상황을 강박적으로 두려워하였고, 이 때문에 무리하는 경우도 종종 있었다. 실수를 꽤 하면서 동시에 완벽주의적인 성향이 강하였고, 이 때문에 항시 긴장을 하였다. 최근에는 거기에 더해 자격증 공부를 시작하여, 대중교통과 퇴근 후, 주말에도 쉬지 않고 공부하였다. 공부를 한 이후 더 예민해진 면이 있었다.

이 외의 ADHD의 특성들이 확인되어 약을 처방하였다. 일할 때 긴장이 약간 줄어들긴 했지만 일을 완벽하게 처리하려던 성향이 바뀌지 않아 여전히 불안했다. 또 배우자가 가볍게 던진 말에 확 짜증 내는 일은 완전히 없어지지 않았다. 화를 내는 정도는 줄어들었지만 순간적으로는 폭발하는 듯하였다. 해당 상황들을 자세히 들어 보았다. 첫 번째는 게임을 하던 중 집안일을 시키는 경우였다. 평소에는 잘 돕고 자발적으로도 하던 일이었다. 두 번째는 놀러가려던 계획을 상세히 짜 놓았는데, 배우자가 깜빡한 일이 있어 계획이 약간 틀어진 것이었다. 별일이 아니면서, 동시에 화가 날 만한 일이기도 하다.

약과 행동 교정, 배우자의 노력도 동시에 필요한 경우라고 생각했다. 일단 어떤 계획을 짤 때 약간 더 단순하게, 적게 짜도록 지시를 하였다. 또한 대안을 두어 어쩌면 안 될 수도 있고, 그럴 경우 다른 것을 하거나 안 하겠다는 생각을 미리 하겠다고 하였다. 동시에 배우자에게도 대응 방식을 바꾸도록 교육하였다. S가 어떤 것을 할 때에는 가능하다면 중간에 중단시키지 말고 미리 언제까지 하고 중단하도록 상의를 하거나, 지금 하는 것까지 하자고 이야기하고 중단한 후에 상의를 하도록 지시하였다. 정말 별것 아니고 어렵지 않은 것들이었다. 그럼에도 꽤나 변화가 있었다.

이후 배우자와의 관계는 개선되었다. 화를 내는 것이 없어지자 원래의 좋던 관계로 돌아갔다. 직장에서의 어려움은 남아 있었고 지속적인 시도가 필요하였지만, 부부 관계는 아주 작은 시도만으로 큰 변화를 보였다.

S는 ADHD의 이해에 큰 도움을 받았던 사례이다. 각각의 상황을 아주 자세히 탐색했을 때, 공통적으로 '변화'하는 부분이 있었다. 의식적, 또는 무의식적으로 '계획'하고 있던 일이 중단되는 상황이었던 것이다. 이것만이 원인이 아니라 다른 스트레스, 그리고 휴식 부족이 영향을 주었을 것이다. 결혼 생활에서 반복적으로 스트레스를 받았던

다른 부분도 있었을 것이다. 하지만 ADHD 특성에 맞춘 작은 대응 방식 변화로 한 가지가 완화되자 임계선을 넘어 폭발하는 일은 없어졌다. 이렇게 약간의 이해만으로 ADHD의 고통이 줄어드는 경우들이 더 있을 것이다.

(3) 만성적인 폭식과 구토

T(37)는 10대 때부터 체중에 신경을 많이 썼다. 매일매일이 다이어트였고, 실패가 반복되었다. 고3 때 수험 공부를 하며 체중이 30kg 늘어난 것을 대학교 입학 후 감량하였는데, 그 과정에서 먹고 싶은 음식을 참지 못하는 폭식, 죄책감을 느끼며 구토하는 일이 시작되었다. 스트레스를 받으면 심해졌고, 다이어트를 할 때 심해졌다. 아침, 점심에는 살이 안 찌는 음식, 소량의 음식만을 섭취하였다. 퇴근 후에는 저녁을 적게 먹거나 안 먹을 것이라고 결심을 하였지만 지켜지는 날이 거의 없었다. 배가 고프건 말건 눈에 보이면 먹어야 했고, 먹기 시작하면 집에 있는 것을 몽땅 먹었다. 집에 먹을 것을 치우면 편의점이건 배달이건 다른 방법으로 먹었다. 스스로를 조절 못하는 것이 한심하고 부끄러워 눈물이 났다.

퇴사를 계기로 체중이 늘어나기 시작했다. 이직 후 2년간 다니던 회사인데, 일이 지나치게 많고 대인 관계 스트레스가 심해지면서 숨이 안 쉬어지는 증상이 발생하여 퇴사하였다. 퇴사 직후 정신과 진료를 시작하며 숨막힘만이 아니라 폭식도 나아지기를 기대하였는데, 집에 있으면서 폭식의 횟수가 늘었고 체중도 늘어만 갔다. 일을 다시 구해 보려는 생각도 하였으나 구직 시도를 할 수가 없었다. 해야지 생각을 하다 딴짓을 하다 보면 구직 사이트에 들어가지도 못한 채 하루가가 있었고, 그게 쌓이면서 1년이 지났다.

이후 병원을 옮겨 다니던 중 한 곳에서 ADHD의 가능성이 있겠다고 들었다. 스스로 집중을 매우 잘 한다고 생각하였으나, 자세히 생각해 보니 이것은 잘 하고 저것은 못 하는 식이었다. 스스로가 차분한 것 같으면서도 기다리다 짜증 나서 폭발했던 일도 적지 않았다. 성실하면서도 실은 시작을 어려워했다. 잘하는 것과 못하는 것, 잘 참는 것과 못 참는 것, 여러 곳에서 편차가 크게 났다. 그럼에도 ADHD라는 것이 믿기지 않아 치료를 한참 망설였지만, 어쩌면 폭식도 ADHD와 연관되어 있을 수도 있다라는 말에(하지만 단기간에 나아지기를 기대하지 마라, 절대 약으로 폭식이 다 나아지는 것이 아니다라는 말도 들었다) 치료를 받기로 결심하였다.

폭식에 대한 효과를 기대하지 말라 들었지만 효과를 어느 정도 보았다. 거의 매일, 때로는 2~3회 폭식과 구토가 발생하던 것이 주 2~3일로 줄었다. 불안하고 답답하던, 짜증 나던 느낌이 조금 줄었다. 몇달이 지나면서 천천히 사회로 복귀하여 파트타임 일을 시작하였다. 사람을 만나는 일도 점차 늘어났다. 그러면서 때에 따라 폭식이 심해졌다 줄어들었다 하는 것이 반복되었다. 대체로 대인 관계 관련 스트레스로 인해 늘어나는 경우가 많았다. 상대의 태도가 마음에 안 들면

제대로 표현은 못 하고 속앓이 하다가 며칠간 폭식을 하였다. 직장에서 상대를 위하고 도와주는 것이 오히려 스스로의 기분을 상하게 하였는데, 이것이 폭식으로 이어졌다. 연애 과정에서 표현은 못 하고 맞춰 주다가 지치고 기분 상하는 게 폭식으로 이어졌다. 그 외에도 다양한 대인 관계의 스트레스가 폭식으로 이어진다는 것을 천천히 알게 되었다. 물론 그럼에도 해결되는 것은 어려웠지만, 아주 조금 편해지는 부분도 있었다. 길게 보면 이전보다 폭식이 조금씩 줄어들고 있었다.

폭식은 병원에 방문하는 많은 분들에게 매우 흔한 증상이다. 그리고 구토도 상당히 흔하며, 아마 이를 표현하지 않는 분도 많을 것이라 생각한다. 모든 분들에게 적용되는 것은 아니겠지만, 필자는 구토는 중요하지 않다고 생각한다. 폭식 후의 자동적인 반응이라고 생각하기 때문이다. 폭식은 매우 중요하고 그 자체를 줄이는 것도 필요하지만, 완전히 비정상적인 것이 아니라 가끔씩은 누구에게나 발생할 수 있는 것이며 이것이 늘어나는 것은 스트레스를 받고 있거나 신체적으로 피로하다는 신호일지도 모른다. 필자는 여기에서 약물의 효과가 '스트레스를 줄이는' 것이라고 생각한다. 약물을 복용하지 않을 때에는 수많은 것으로부터 스트레스를 받을 것이다. 너무 많은 것으로부터 스트레스를 받아 폭식으로 이어지니 해결이 불가능하다. 그리고 약물의 복용은 스트레스를 줄여서, 내가 어떤 것에서 스트레스를 많이 받는지 구별이 가능해질 수 있다. 그러면 원인을 찾고, 생각해 보고, 이것을 조금이나마 해결해 볼지, 회피해 볼지, 아니면 심지어 포기를 할지, 설령 포기를 하더라도 모르고 고통스러워 하는 것보다 아는 것이 훨씬 낫다. 그런 의미에서 계속 반복되는 말이지만, 약은 꼭 복용해야 한다. 하지만 약으로 모든 것을 해결하려 해서는 절대 안 된다.

제7장

일 중독: 일을 멈출 수 없고, 쉬는 것도 괴로워요

중독은 어떤 것을 지나치게 하고 끊어 내지 못해 괴로운 것이다. 온갖 것에 중독이 발생할 수 있다. 알코올 중독은 누구나 '아, 중독이구나' 할 것이다. 게임 중독은 중독인가, 아닌가 고민을 해야 할 것이다. 일은 열심히 하는 것과 중독의 구별이 참 어렵다.

　　ADHD의 고정 관념과 실제 ADHD에서 가장 다른 점은 일 중독일지도 모르겠다. 그리고 이 점이 아마 가장 ADHD에서 흔한 강점이 아닐까 싶다. 일을 열심히 하거나 설령 약간 힘들더라도 보람을 느끼고 잘 견뎌낸다면 치료할 필요 없다. 하지만 일을 정말 열심히 하는 사람이 갑자기 무기력해지며 일을 못 하게 되거나, '왜 힘든지 이유를 모르겠는데 너무 힘들다'라고 느낀다거나, 우울하고 불안해 견디기가 힘들다면 이는 본인도, 주변 사람도, 정신과 의사조차도 찾기 어려운 일 중독인 경우가 있고, ADHD일 수가 있다. 이 경우 눈에 보이는 것으로는 우울감, 불안감, 수면 장애, 폭식, 알코올 중독 등이 있다.

하지만 이러한 것에만 주목을 한다면 나아지기 어려운 것 같다. 또한 정신과 의사만으로, 약물만으로 나아지는 것에 한계가 있는 것 같다. ADHD 본인의 노력이 필요한데, 노력의 방향을 정하는 데에는 정신과 의사의 도움이 필요하며, 시도에는 약물의 도움이 필요하다. 그리고 많은 부분은 ADHD를 받아들이고 이해하며, 어떻게 조절해 나가야겠다는 결심, 실제 환경의 조정, 다방면의 노력이 필요하다.

앞서 언급한 사례들 중 여러 분들이 일 중독 성향을 보였다. 본 단원에서는 여기에 더해 한 사례만을 추가로 소개한다.

(1) 태생적이고 가족적인 선후천적 중독

U(32)는 박사 논문을 준비 중으로, 원인을 알 수 없는 심한 불안과 초조함, 무기력 등으로 내원하였다. 평소 누구보다도 열심히 하는 성향으로, 할 일이 주어지면 완벽해질 때까지 그 일에 몰두하며 우수한 성과를 내었다. 새벽 늦게까지 하다가 쓰러지듯 눈을 두 시간 붙이고 일어나 일을 했다. 항시 연구실에 있는 모습을 보이며 교수님이 집에 가라고 권유할 정도였다. 스스로도 그렇게 열심히 하는 모습이 자랑스러웠다. 그러던 중, 최근 연구실 자리에 앉아 있으면 숨이 쉬어지지 않고 어지러우며 쓰러지는 것이 매일 지속되어 내과 진료를 받았다. 내과에서는 아무 이상이 없다 하며 정신과 진료를 권유하였다.

과거 8년 전에도 비슷하게 무기력함, 답답함을 겪어 정신과 진료를 받은 바 있었다. 우울증 진단하에 항우울제를 복용했는데, 답답한 것은 나아졌지만 머리속에 생각이 멈추지 않으며 밤새 며칠씩 쉬지 않고 일하다 쓰러져 조울증이라는 이야기를 듣고 약을 조절 받았고, 이후 3개월 정도 치료를 받다 괜찮은 것 같아 약을 중단하고 지냈다.

새로 방문한 정신과에서 항우울제와 양극성장애 약물, 항불안제를 처방 받아 복용하며 숨막히는 증상이 잠시 나아졌다. 하지만 퇴근 후 짧은 휴식 중 자주 눈물이 나와 당황스러웠다. 평소와 다르게 술을 찾게 되었고, 퇴근 후에는 맥주 두세 캔을 마시는 것이 일상이 되었다. 또한 일을 하다 가끔 숨이 안 쉬어지는 공황발작이 발생하였고, 멍하게 시간을 허비하는 일도 늘어났다. 약을 먹고 아무리 의지를 가지고 하려 노력해도 전만큼 일이 되지 않았다. 일은 그나마 죽을 힘을 다해 조금씩 해 나갔으나, 집안일은 손도 댈 수가 없어 쌓여만 갔다. 동생과 함께 살며 평소에는 깔끔하게 지내려 노력하고 주말에 조금이나마 집안일을 도와 주었는데, 주말 하루는 거의 20시간 넘게 잠을 자며 꼼짝하지 않았고, 하루는 시간을 낭비했다는 생각에 연구실에 나가 집안일을 전혀 하지 못했다. 그나마 하려는 날에도 해야지, 생각만 하며 누워 있다 손도 대지 못했다. 결국 동생은 참다 못해 집을 나가 따로 살게 되었다. 혼자 살면서 집은 더러워져만 갔다.

U는 한 번 집중을 하면 6~8시간이 기본이었다. 끝까지 화장실을 참다가 뛰어가는 일이 일상이었고, 밥이나 간식도 거의 먹지 않으며 일을 했다. 일을 열심히 하는 것이 체질인 것 같았다. 조금이라도 쉬려 하면 머릿속에 일 생각이 끊이지 않아 괴로웠고 오히려 일을 하는

것이 더욱 편안했다. 병원에서는 이렇게 쉬지 못하는 것도 ADHD의 특성이라 하며 약물 복용을 권했다. 의구심이 들었지만 약을 변경해 복용하자 조급하고 초조한 느낌이 이전보다 약간 덜해졌다. 하지만 1주 잘 지내다가 다시 밤새, 며칠씩 일을 하다 퍼지고, 자책을 하다 간신히 회복해서 일하는 일이 반복되었다. 이런 자신의 성향을 멈출 수가 없었다.

사망한 U의 부친은 그의 롤모델이었다. 누구보다도 일과 공부를 열심히 했고, 자녀들도 자신만큼 열심히 하라고 교육했다. 부친은 자녀들이 아는 한 거의 쉬는 일이 없었고, 이런 성향을 U와 동생에게도 강요했다. 동생은 따라오지 못해 포기했고 못났다는 소리를 들었지만 U는 간신히 아버지의 방식을 따라 할 수 있었다. 그럼에도 아버지는 만족을 하시지 못했고 어쩌다 통화를 하면 연구 진행 과정에 대해서만 대화를 하며 성과에 대해 질책하였다. 아버지는 암이 발견된 후에도 일을 멈추지 않았고, 몸이 쇠약해지면서 일을 못 하게 되고 얼마 지나지 않아 돌아가셨다. U는 필자와 대화를 하며 자신만이 아니라 부친도 ADHD일 가능성이 높았다는 것을 알게 되었고, 돌이켜 생각해 보니 부친은 열심히 하고 많은 성과를 냈지만 행복해 보인 적이 한 번도 없었다는 것을 알게 되었다. 이후 조금씩이나마 일하는 시간을 줄이고 휴식 시간을 만들려 해보았지만 쉽지 않았다. 평소 자는 시간을 5~6시간으로 늘렸다가도 발표를 앞두고 있다거나 어떤 일이 생기면 며칠 밤을 새다 앓아눕는 일이 반복되었다.

수많은 ADHD에서 일 중독 성향을 보이지만 U의 사례는 유독 뚜렷한 경우이며, 부모의 ADHD가 유전만이 아니라 자녀에게 후천적 영향까지 주었던 것 같다. ADHD는 유전적 성향이 매우 강하고 가족 중 한 명이 있으면 다른 사람도 있든가, 아니면 유사한 성격적 성향을 보이는 경우가 흔하다. 반대로 가족 내에서도 ADHD의 특성이 정반대 양상으로 나타나기도 한다.

제8장

비전형적 양상: 도대체 저의 어떤 점이 ADHD인가요?

> 모든 사람들은 노력을 하며 ADHD도 마찬가지이다. 이 노력 때문인지 이미
> ADHD의 특성들이 많이 보완된, 없어진 분들도 있다.

ADHD는 의지로 해결되지 않는다고 앞서 이야기했지만 아마 본인만의 대처법을 개발하여, 옳은 방향으로 꾸준히 변화 시도를 한다면 나아지는 부분이 있을 것이다. 가장 대표적이고 잘 보이는 것은 '물건을 자주 잃어버려서 아예 안 가지고 다녀요', '필요한 것만 정해서 바지에 자리를 정해요'인 것 같다. 이런 것들은 개인마다 너무나도 다르며, 이미 해결되었기에 본인과 필자 모두 찾기 어려울 것이다. 아마 비전형적인 경우들은 본인의 ADHD 특성들을 많이 바꾸고 고쳤지만 그럼에도 남아 있는 부분이 삶을 방해하는, 그런 경우가 아닐까 싶다.

(1) 갑작스럽게 증가된 성욕

V(29)는 양극성장애 진단을 받고 5년간 정신과 약을 복용해 왔다. 특별한 이유 없이 우울하고 불안해 치료를 받았고, 약에 금방 효과를 봐서 좋아졌다고 한다. 본인 기억상으로는 조증이나 경조증 삽화는 뚜렷하게 확인되지 않았고, 처음부터 양극성장애라고만 들었다고 했다. 생활에 어려운 점은 전혀 없고 기분도 안정적이었으나 이 상태를 유지하고 싶어 꾸준히 소량의 약을 복용하였다. 이사를 와서 병원을 옮긴 후 1년에 걸쳐 약을 줄여 갔고, 최소량의 약을 복용하다가 상의하여 중단하였다. 이후 6개월간 아무런 문제없이 생활하였다.

6개월 후 방문한 이유는 '이상해서'라고 하였다. 기분도 괜찮고 생활에 어떤 스트레스도 없지만 스스로가 이해할 수 없을 만큼 성욕이 늘어났다. 이 때문에 몸이 아프고, 잠을 못 자고, 다음 날 피곤해서 일에 약간의 지장이 되었다. 주변 환경에서는 특별한 변화가 없었다. 직장이나 대인 관계에서는 눈에 띄는 스트레스가 없었다. 친구 관계, 직장 동료 관계, 부모님과의 관계 모두 안정적이었다. 직장도 안정적이었다. 급여가 괜찮은 편이고 일로부터 받는 스트레스도, 직장 상사로부터 받는 스트레스도 없었다. 그럼에도 불구하고 V는 이직 준비 중이었다. 스스로 생각해도 이유가 뚜렷하지 않았다.

현 직장은 다닌 지 2년 정도 되었다. 다들 만족하는 곳이어서 퇴사, 이직이 많지 않았다. 집에서 거리도 멀지 않았다. 미래를 생각했을 때도 나쁘지 않아 계속 다녀도 별 문제가 없었다. 이번이 5번째 직장이었는데, 이전 직장들은 현 직장만큼 좋은 곳은 아니었지만 다들 괜찮은 곳이었다. 그래도 이전 직장들이 나름의 이유가 있었다면, 이번은 옮긴다 해도 이번만큼 괜찮을지 자신이 없었다. 이유를 찾는 것이 어려웠는데, 유일한 이유 한 가지는 일이 너무 안정적이고 지루하다는 것이었다. 어렵지도 않고, 시간만 들이면 되는 일이었다.

그 외에 몇 특성들이 있었다. 집중력이 좋았지만 흥미 없거나 지루한 일은 딴짓을 하며 미루는 경향이 있었다. 하지만 할 일을 완수하지 못할 정도는 아니었다. 꼼꼼하지 못하고 실수가 종종 있었지만 일처리가 빠른 것이 특징이었다. 나이가 들면서는 실수도 별로 없어 그다지 신경 쓰이지 않았다. 어릴 때에는 귀가 안 좋은 것 같다는 생각이 종종 들었다. 성격이 급한 편이지만 문제가 될 정도는 아니었다. 물건을 잃어버리는 일은 기억나는 한 별로 없었다. 가끔 무언가에 꽂혀서 지르는 일이 있었지만 문제가 될 정도는 아니었고 돈을 잘 모았다. 예전에는 가끔 폭식과 과음이 있었지만 현재는 그런 일이 없었다. 여러 가지가 해당되었지만 아주 뚜렷하게 ADHD의 특성이다 싶은 것은 없었다.

뇌파 검사에서는 ADHD의 양상이 뚜렷하게 관찰되었다. 하지만 ADHD의 진단은 임상 양상이며, 뇌파는 보조적인 수단일 뿐이라고 설명하였다. V에게 ADHD의 가능성은 있지만 확실하지는 않다는 것, 어쩌면 성욕이 스트레스에 대한 신체적 표현일 가능성이 있다는 것, 이직을 하지 않고 현 직장에서 편안하게 지낼 목적으로 약을 시도해 보고 싶다면 시도해 볼 수 있다고 이야기하였다. 의외로 V는 스스로 약물 복용을 원하였다. 가끔 본인이 ADHD가 아닌가 생각을 해서 복용해 보고 싶었다는 것이다.

결과적으로 V는 최소한 3개월은 이직 준비를 하지 않았다. 약을 복용하면서 성욕이 과도하던 것은 가라앉았다. 일하면서 지루한 느낌 들던 것, 몸을 꼼지락거리던 것이 덜해졌다. 그 외에 큰 변화가 있는 것은 아니었지만 원하는 부분에서는 효과를 충분히 보았다. 3개월 정도 복용한 후 상당 기간 동안 내원하지 않는 중이다.

원래 경미했던 것인지, 많은 부분이 보완된 것인지는 모르겠지만 V는 현재 대부분의 생활에서 ADHD와 관련된 문제가 없는 사람이다. 그럼에도 ADHD의 특성이 약간의 어려움을 유발하였고, 그 부분은 약이 도움이 되었다. 하지만 약물은 한 가지 해결책일 뿐이지 정답이 아니다. 이직도 잘못된 방법이었던 것이 아니라 장단점이 있는 한 가지 해결책이다. 현재 약물 복용을 중단한 것인지 다른 곳에서 약을 복용하는지는 알 수 없다. 중단한 상태에서 취미나 업무의 변경, 필자가 알지 못하는 다른 해결책을 찾았을지 모른다.

(2) 부모와 형제 모두 ADHD, 하지만…

W(33)는 8개월 전 직장의 부서 이동 과정에서 동료들과 갈등을 겪었고, 불안과 무기력함이 발생하여 퇴사로 이어졌다. 휴식을 취하며 공부를 하고 재취직을 하려 했으나 2개월간은 집 밖으로 나간 기억

이 없을 만큼 꼼짝하지 않았고, 이후에는 나가야지, 구직해야지 마음을 먹었지만 매일 해야지, 해야지 하다가 아무것도 안 하는 날들이 이어졌다. 과거와 달리 이상하게 잠이 많아져 하루에 최소 12시간, 많으면 16시간까지도 잠을 잤다. 어쩌다 책을 잡아도 멍하게 글자가 하나도 들어오지 않았다. 정신과를 가 봐야지 결심했지만 예약하기까지도 1달이 걸렸고, 한 차례 예약을 취소한 후 간신히 방문하였다. 우울증, 또는 공식 진단은 아니지만 '번아웃'의 가능성이 있다고 들었다.

무기력하고 우울하던 것은 1개월이 지나며 점차 호전되어 공부를 조금씩 할 수 있었다. 자는 시간도 줄어들었지만 하루 10시간 정도의 수면을 취하고 낮에도 피곤했는데, 이는 우울증과 관계없이 예전부터 그랬다고 한다. 하지만 구직 시도는 이상하리만큼 이루어지지 않았고 우울감과 불안감이 발생하였다. 지난 퇴사 이후 취직, 그리고 대인 관계에 대해 걱정이 멈추지 않았고, 이 때문인지 모르지만 직장을 알아보려 하다가 불안감이 들어 중단하거나 나도 모르게 딴짓을 하는 것이 반복되었다. 생각이 많고 멈추지 못하는 특성, 가끔 발생하는 심하지 않은 다리 저림, 일을 할 때 약간의 완벽주의적인 성향이 있었으나 주의력은 양호하였고 다른 특성은 확인되지 않았다.

수개월의 치료가 지지부진하게 이어지던 중 우연히 가족의 이야기가 나왔다. 가족으로 인해 스트레스를 많이 받아 잘 연락하지 않는다는 것이었다. 부친과 동생은 매우 성격이 급하고 충동적인 면이 강하였다. 모친도 충동적인 면모가 강하였으며 대화가 잘 통하지 않았다.

가족 셋은 친밀하게 지내는데 자신만 잘 맞지 않았고, 가족 간 갈등이 있으면 항상 자신에게 문제가 있다고 하였다. 평소 자신을 제외한 가족 셋이 모두 ADHD였다고 확신하였다고 한다.

W와 상의하여 뇌파 검사를 시행하였다. 뇌파에서는 ADHD의 소견이 뚜렷하게 관찰되었다. ADHD의 가능성은 있지만 임상적으로는 관찰되는 부분이 별로 없어 진단에 맞지 않는다 설명하였고, 환자 상의하에 약물을 변경하여 처방하였다.

약을 복용하며 모든 것이 나아지지는 않았지만 이전과는 달리 조금씩 변화가 생겼다. 수개월에 걸쳐 무기력함이 줄어들며 조금씩 공부 시간이 늘어나고, 구직 사이트를 찾아보고 포트폴리오를 수정하는 일들을 할 수 있게 되었다. 잠이 많고 낮에 피로한 성향은 평생 가지고 있었고 커피를 2잔씩 마셔야만 일에 집중할 수 있었는데, 약을 복용하며 이것이 없어지는 것이 신기했고, 수면 시간이 7~8시간 정도로 줄어들었다. 취직에 대한 불안은 남아 있었지만 여러 시도를 하며 조금씩 줄여 나갔다.

W는 ADHD라고 진단 내릴 수 있는 경우가 아니다. 기면증의 가능성을 의심해 볼 수 있지만 이는 필자의 영역 외이다. 하지만 ADHD의 유전적 소인이 매우 강하고, 뇌파에서는 뚜렷하게 소견을 보였다. 일반적인 약물로 무기력감, 불안감, 주간 졸음이 해결되지 않던 것이 완화가 되었다. 아마 다른 부분이 드러날 때까지, 또는 필자가 아닌 다른 분들이 ADHD의 용어와 개념을 정리해 주기 전까지는 'ADHD

가 아니다'라는 생각을 가지고 접근을 해야 하는 경우일 것이다. ADHD가 아니라 'ADHD 약이 효과를 잘 보이는 우울증'으로 봐야 할지도 모르겠다.

(3) 만성적인 다리 저림으로 고생하던 환자

X(39)는 불안, 답답함, 숨막힘, 다리 저림을 동반한 수면장애로 내원하였다. 부하 직원들 몇을 통솔하는 관리직이었는데, 직원들 중 태만한 사람이 있어 스트레스를 받아오던 중 성실하게 일해 오던 직원들이 불만을 토로하고, 상사들이 X에게 직원 관리에 대한 책망을 해오면서 숨이 안 쉬어져 응급실에 방문하였다. 응급실과 내과 진료에서 아무 문제가 없다 하였음에도 1개월간 직장에서는 답답함과 숨 막힘이 반복되었고, 결국 내과에서 정신과 진료를 권유하여 방문한 것이었다. 우울감, 무기력함, 주의력 저하가 동반된 상태로, 우울증 진단하에 치료가 시작되었다. 하지만 8개월간 충분한 호전 없이 힘든 상태가 지속되었다.

약을 복용하면 1~2주 나아지다 다음 주에는 다시 불안하고 눈물이 나왔다. 수면에 대한 약물은 잠시 효과를 보이다 며칠 잠을 못 자병원에 일찍 방문하는 일이 반복되었다. 전체적으로 약은 점차 늘어만 갔는데 편하게 느낀 적이 없었다. 약만이 아니라 스스로도 환경을 바꿔 보려 하였다. 관리직이 잘 맞지 않는 것 같아 상사와 상의를 해조정을 하였다. 이전보다 업무 스트레스가 줄어들었고 객관적으로는 힘들지 않을 환경임에도 출근이 고통스럽게만 느껴졌다.

현재는 종종 일에 집중하기가 어려웠으나 우울증 발생 이전까지는 주의력이 우수하였다. 업무에서는 약간의 완벽주의적 성향이 있으나 심하지 않고 스스로 잘 조절한다고 하였다. 실수를 하는 일이 없으며 이에 대한 불안감도 없다고 하였다. 물건을 잃어버리는 일은 거의 없었다. 생각이나 걱정이 과도하지 않았고 대인 관계가 양호하였다. 충동적인 면도 뚜렷하지 않았다. 다리 저림이 종일 지속되었으나 허리 디스크로 치료를 이전부터 받아왔기에 하지불안증후군으로 판단하기 어려웠다. 과거에는 식욕 조절에 어려움이 있어 이에 대한 치료를 받은 바 있었지만 현재는 뚜렷한 어려움이 없었다.

그러다 우연히, 피로감 때문인지 업무에서 한 차례 큰 실수를 하였다. 큰 실수라고 해도 수습 가능한 일이었고 상사와 주변 사람들이 걱정할 필요 없다고 하였다. 몇 명이 하루 일을 도와주면 바로 해결되는 정도였다. 하지만 자신 때문에 동료들의 일이 늘어났다는 것이 너무나 큰 충격이었고, 불안감으로 다가와 한동안 없어졌던 숨 막힘이 다시 발생하였다. 이후 일을 업무 시간이 끝날 때까지 수십 번이고 강박적으로 확인하게 되었다. 그동안 잘 드러나지 않았지만 사실은 실수에 대해 매우 큰 불안감을 가지고 있었고, 다른 사람들이 자신을 부정적으로 평가한다는 것에 대한 공포를 가지고 있었던 것이다. 어느 시점부터인지는 모르겠지만 절대 남의 도움을 받는 바가 없었다. 도움을 받는 것은 무능함을 뜻했다. 자신은 약간 도움을 줄 수도 있지만 그것 또한 일정 한도 이상으로 도움을 주면 안 된다고 생각하였다.

이후 다양한 양상들이 확인되었다. 대인 관계에서 어려움이나 문제는 없었지만 친밀한 관계를 유지하는 경우가 없어 친구, 동료들이 서운함을 표시할 정도였다. 개인적인 이야기는 하지도, 듣지도 않았다. 사람에 대해 고민을 하거나 여러 생각을 해야 한다는 것이 감정의 낭비로 느껴졌다. 가족, 연애 관계에서도 이는 마찬가지여서 가족들의 대소사에 거의 신경을 쓰지 않았다. 또한 자신의 영역에 대해 조금이라도 간섭을 하는 것이 허용되지 않았다. 가족들은 이를 알고 있어서 X를 자극하지 않았고, 연애를 할 때에는 침범이 되는 순간 즉각 단절했다. 모든 결정은 즉각적으로, 스스로 해야만 했다. 연애 상대에게 결정권을 주는 법이 없었다.

이 외에 생활 방식, 감각, 운동적인 부분에서 몇 특성이 확인되었다. 예전 일이라 명확하지 않지만 어떤 것을 하다가 간섭 받으면 화를 참지 못했고, 계획이 틀어지는 것에 대해 매우 큰 스트레스를 받았다. 진단 기준에 맞지는 않았지만 가능성이 있다 보고, X와 상의하여 ADHD 약물로 변경을 하였다. 즉각적으로 보이는 효과는 없었다. 서서히, 약 3개월에 걸쳐 불안하고 긴장된 느낌, 무기력하던 느낌, 저하되어 있던 주의력, 그리고 약에 효과를 제대로 보이지 않던 수면장애가 서서히 줄어들었다. 매우 용량이 높던 수면 약물을 조금이나마 줄일 수 있게 되었다. 정형외과 치료의 효과와 구분하기 어려웠지만 다리 저림도 줄어들어 나아졌다. 하나하나가 큰 효과는 아니었지만 이전까지는 보이지 않던 변화였다.

가능성이 높을 것으로 보나, ADHD로 100% 확신해야 할지는 모르겠다. 또 이전까지 다른 정신과 약물로 효과를 보지 못했던 것들이 ADHD 약물 복용 이후 서서히 나아졌던 것, 이것이 효과인지 우연한 변화인지 알 수 없다. 만약 X가 ADHD가 맞다면 본인의 특성에 맞도록 여러 규칙과 적응 방식을 만들었던 경우일 것이다. 일을 잘 하고 감정적 고통을 덜 느끼도록 적응을 하였지만, 특성에 맞지 않는 환경을 겪어 스트레스를 받으면서 한계에 달했던 것 같다. X의 적응 방식은 '정상적인 부분으로 보며, 대인 관계의 인지에 대해서 약간의 상담, 그동안 무의식적으로 알고 있던 스스로의 부분에 대해서만 이야기를 하였다.

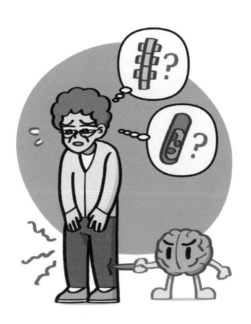

제9장

그리고 마지막 수수께끼: 환청과 망상

환청과 망상은 대부분의 경우가 조현병, 조현정동장애, 양극성장애, 극심한 우울증, 망상장애, 파킨슨병, 그리고 섬망 중 하나이다. 이 모든 양상으로 도저히 설명이 안 되는, 극히 일부의 경우에는 ADHD와 연관성이 있을지도 모른다. 필자도 확신이 없고, 비난을 당할 것이 너무나도 두렵다. 하지만 이에 대한 연구와 고려가 거의 없다는 것이 아쉽다.

반복되는 이야기지만, 환청과 망상이 ADHD와 연관성이 있는 경우는 극히 예외적인 경우일 것이다. 대부분의 정신병적 증상은 ADHD 약물에 악화 가능성이 높다는 것을 명심해야 한다. 아래의 사례들도 필자의 판단이 잘못되어 있을 수 있다. 그럼에도, 향후 연구가 이루어지기를 바라는 마음에서 소개한다.

(1) 해결되지 않는 환청, 망상, 자살 시도

Y(28)는 중학교 때부터 말소리와 비명이 들렸다. 우울감과 불안감으로 손목에 자해, 자살 시도가 수차례 있어 정신과 치료를 지속적으

로 받았다. 대학교를 졸업하고 취직하였으나 감시를 당하는 것 같아 불안하고 괴로웠다. 장기간 정신과 약을 복용했으나 내원 당시에는 효과가 없다며 중단한 상태였다. 질문에 답변하지 않아 면담이 불가했고, 약을 복용하며 조금씩 대화가 가능해졌다. 10개월간 치료를 받으며 환청, 망상, 불안감이 약간 줄어들다 악화되는 일이 반복되어 약이 늘어났다. 중도에 대학병원 진료도 받았지만 2차례 진료 후 다니지 않겠다고 하였다. 직장은 지속적으로 다니고 있었지만, 다니는 것이 어떻게 가능한지 이해가 어려울 정도로 항상 고통스러워했다. 그러다 갑자기 치료를 중단하였다.

9개월 후 병원에 다시 내원하였다. 처음과 비슷하게 대화가 불가한 상태였다. 평소 다니던 종교 시설에서 걱정이 되어 데리고 온 것이었다. 놀랍게도 직장은 유지를 하고 있었다. 동행인이 전해 준 쪽지에는 '내가 헛소리를 할 것 같아 두렵다'는 내용, 환청과 환촉, 환시가 심하게 있었다는 내용이 적혀 있었다. 약을 처방하여 대화가 가능한 상태에서 증상을 확인해 보았다.

어릴 때부터 생각이 너무 많아 멈춰지지 않았다. 집중력은 10시간 동안 소리를 못 들을 정도로 좋은 편이라 하였다. 안 좋을 때는 시작을 못 하고 미루며 딴짓만을 하였다. 실수에 대한 불안감, 완벽주의적 성향이 매우 강하여 일을 하는 것이 고통스럽게 느껴졌다. 귀가 좋지 않아 소리를 못 듣는 일이 종종 있었다. 다리 저림이 과거부터 매우 심해 수면을 취하지 못했다. 낮에는 집중을 할 때, 밤에는 자기 전과 자는 도중 열감, 화끈거림, 더위가 반복되었다. 기존 복용하던 환청에 대한 약물을 유지하며 극소량의 ADHD 약물을 처방, 2일 후 바로 내원하도록 하였다.

환청이 완화되고 불안이 줄어들었다. 매우 천천히 약물을 조절하며 환청은 조금씩 더 줄어 갔다. 이전까지 확인이 어려웠던 환청 내용이 확인되었다. 모종의 사건에 대한 죄책감이었다. 사건에 대한 상담 후 완화되었다. 직장 스트레스에 따라 악화되는 양상을 보였고 직장의 환경이 정상적이지 않았기에 이에 대한 상의를 하고, 퇴사를 결정하였다.

이는 환청과 망상이 있는 분들이 ADHD라는 것이 아니다. 이 사례도 ADHD라고 100% 확신할 수는 없다. 필자가 ADHD 약물을 사용하면서 하는 기본적인 고려는 약물이 도파민 등의 신경전달물질을 올리기 위해 사용하는 것이 아니라는 것이다. 신경전달물질의 농도가 올라가는 것이 갑자기 치솟아 과하게 작용하는 것을 완화시켜 줄 것이라는 가정하에 사용한다. ADHD여서 치료가 되었다, 가 아니라 도파민의 농도가 안정되었다라고 접근할 수 있겠다.

(2) 관계망상과 피해망상, 조현병 치료 이력

Z(30)는 4년 전부터 수면장애와 우울감 등으로 정신과 치료를 받던 중 해당 대학병원 방문이 어려워져 병원을 옮겼다. 10여 년 전 주변 사람들이 자신을 감시하고 괴롭힌다는 생각으로 조현병 진단을 받

고 이후 나아졌으나 우울감이 심해 항우울제를 복용하다 중단하였다. 수년간 양호하게 지내다 4년 전부터 다시 치료를 시작하였다. 수면 약물과 항우울제를 꾸준히 조절하며 약을 최소한으로 감량하였고 안정적으로 생활하였다. 휴식, 운동과 규칙적 생활, 계약직 일을 수행하며 지냈다.

치료 약 1년 후 지인에 대한 피해 사고가 발생하였다. 자신을 부정적으로 생각하고 감시한다는 생각이었다. 약물 조절 후 완화되었으나 완전히 없어지지 않았다. Z와 상의하여 약물 증량 없이, 스스로 이를 조절 시도하도록 하였다.

또 6개월이 지나자 동시에 두 가지 일을 시도하였다. 직장과 대학원을 동시에 다니기 시작하였다. 그 이전에 집중의 양상, 덤벙대고 깜빡하는 성격, 물건 잃어버림, 계획 변경의 어려움 등 다양한 특성이 확인되어 ADHD의 가능성을 상의한 바 있었고, 이에 대해서는 가능성 정도로만 여기자고 하였다. 하지만 일을 시작하자 집중에 큰 어려움을 느꼈고, 상의하에 약물을 시도해 보았다.

전보다 집중이 수월해질 뿐만이 아니라, 기저에 약간 남아 있던 불안한 생각이 나아졌다. 이전보다 전반적으로 기분이 편해졌다고 보고하였다. 일 중독적인 성향을 보여 이를 일정 범위 이내에서 조절하도록 하였다.

ADHD의 특성이 뚜렷한 환자로, 일반적인 약물에 잔존해 있던 경미한 망상이 ADHD 약물 복용 후 호전된 사례이다.

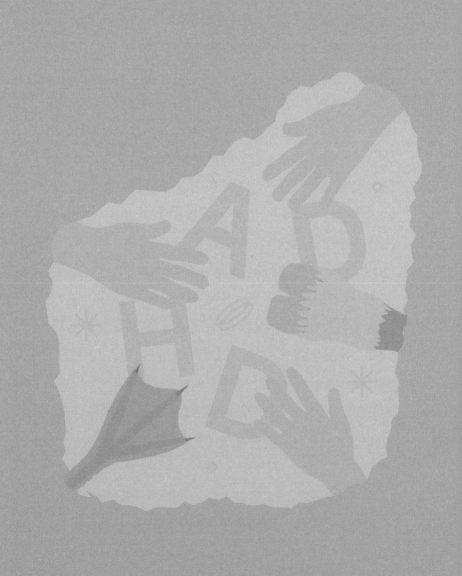

나가는 말

책 쓰는 게 당연히 힘들 거라는 건 알고 있었습니다. 하지만 이 정도로 힘들 줄은 몰랐습니다. '아, 내가 이러다 죽을 수도 있겠구나'라고 처음으로 느꼈습니다. 진짜로 몸이 아팠습니다. 23년 구정 때부터 약 한 달간 하루하루 진료를 어떻게 했는지 모를 정도로 힘들었어요. 면역력이 떨어진다는 것을 처음으로 느꼈습니다. 갑자기 피부가 조금 떨어져 나가면서 피가 멈추지를 않고 한참이나 재생이 되지 않았습니다. 내가 미쳤지, 책을 왜 쓴다 그랬지. 오늘 병원 문을 닫을까 말까, 닫을까 말까. 책 쓰는 거 그만둘까. 출판사에 못하겠다 그럴까. 하루하루 어떻게 버텨 왔던 건지 정말 모르겠습니다.

이제 책도 다 썼으니 그동안 못 했던 운동도 하고, 책 쓰는 동안 쪘던 살도 빼고 건강을 좀 지키려 합니다. 아플 때 애들 보면서 '내가 얘네들 두고 못 가지' 하는 생각이 책 쓰는 동안 많이 들더군요. 결혼시키고 손자손녀까지는 봐야죠.

이 책이 도움된 분이 있었으면 정말 좋겠습니다. 사실 책을 쓰는 동안 제가 제일 많은 도움을 받아서 책 쓰는 것은 고통인 동시에 저를 행복하게 해주었습니다. 삶의 원동력이었다느니 그런 것만은 아닙니다. 책 쓰면서 공부하다 보니 아들을 이해하게 되었거든요. 아들은 저랑 너무 많이 닮았습니다. 그래서 미웠을지도 모르겠습니다. 책을 쓰는 5개월 동안, 맨날 절 보고 무서워하던 아들은 이제 저에게 달려와 안기게 되었습니다. 엄마한테만 가던 아이가 저에게 와서 이야기를 하게 되었습니다. 아마 아들이 성장해서 그럴 가능성이 높긴 합니다. 그래도 아주 약간이나마 아들을 이해했거나 제 스스로를 용서했거나 혹은 둘 다일지도 모르겠습니다. 앞으로도 많은 노력이 필요하겠죠. 하지만 책을 쓴 것 자체가 저를, 아내를, 아들을 조금 더 행복하게 만든 것 같습니다. 혹시나 이렇게 도움이 된 분이 단 한 분이라도 있다면 책을 쓴 목적은 다 이룬 거죠. 과욕일지도 모르겠습니다만.

많은 분들에게 도움을 받아 정말 간신히 책을 완성했습니다.

몇 달간 아기들 보느라 힘들었던 아내 지예.

충분히 놀아주지 못해 미안한 아들 지환이, 딸 윤지.

아직 철이 덜 든 40살 아들 키워 주시느라 고생하신 부모님.

어릴 때부터 형 때문에 고생한 동생.

항상 신경 써주시는 장인장모님.

유일하게 책에 관심을 보여주고 의견을 준 친구 임지섭, 후배 박현정.

정신과 의사로 기능하게 도와준 친구 신수진.

항상 도와주는 병원의 직원들, 황 선생님과 김 선생님, 최 선생님.

고등학교 때부터 옆에서 힘을 주는 친구들.

마무리를 도와준 구 보조 작가님.

덜 힘들도록 항시 도움 주시는 서정약품 김 사장님, 명인제약 김 선생님, 박 세무사님.

따뜻하게 답변 주신 구미 순천향의 성형모 교수님.

병원에 방문해 많은 영감과 힘을 주었던 환자분들.

제가 졸업하도록 도와줬던 대학교의 동기들.

부천 순천향의 교수님들과 서울대병원의 연구실 식구들.

청소년기를 살아 남도록 도와준 세라, 세라2, 새미, 코코, 토미.

그리고 언급하지 못한 많은 분들께 모두 감사드립니다.

참고문헌

Adamou, M., Fullen, T., & Jones, S. L. (2020). EEG for Diagnosis of Adult ADHD: A Systematic Review With Narrative Analysis. Front Psychiatry, 11, 871. https://doi.org/10.3389/fpsyt.2020.00871

Andreassen, C. S., Griffiths, M. D., Sinha, R., Hetland, J., & Pallesen, S. (2016). The Relationships between Workaholism and Symptoms of Psychiatric Disorders: A Large-Scale Cross-Sectional Study. PLoS One, 11(5), e0152978. https://doi.org/10.1371/journal.pone.0152978

Badgaiyan, R. D., Sinha, S., Sajjad, M., & Wack, D. S. (2015). Attenuated Tonic and Enhanced Phasic Release of Dopamine in Attention Deficit Hyperactivity Disorder. PLoS One, 10(9), e0137326. https://doi.org/10.1371/journal.pone.0137326

Barkley, R. A. (2010). Differential diagnosis of adults with ADHD: the role of executive function and self-regulation. J Clin Psychiatry, 71(7), e17. https://doi.org/10.4088/JCP.9066tx1c

Bell, A. S. (2011). A critical review of ADHD diagnostic criteria: what to address in the DSM-V. J Atten Disord, 15(1), 3-10. https://doi.org/10.1177/1087054710365982

Biederman, J., & Faraone, S. V. Current concepts on the neurobiology of Attention-Deficit/Hyperactivity Disorder. (1087-0547 (Print)).

Biederman, J., Petty, C. R., Dolan, C., Hughes, S., Mick, E., Monuteaux, M. C., & Faraone, S. V. (2008). The long-term longitudinal course of oppositional defiant disorder and conduct disorder in ADHD boys: findings from a controlled 10-year prospective longitudinal follow-up study. Psychol Med, 38(7), 1027-1036. https://doi.org/10.1017/S0033291707002668

Biederman, J., Petty, C. R., Evans, M., Small, J., & Faraone, S. V. (2010). How persistent is ADHD? A controlled 10-year follow-up study of boys with ADHD. Psychiatry Res, 177(3), 299-304. https://doi.org/10.1016/j.psychres.2009.12.010

Brus, M. J., Solanto, M. V., & Goldberg, J. F. (2014). Adult ADHD vs. bipolar disorder in the DSM-5 era: a challenging differentiation for clinicians. J Psychiatr Pract, 20(6), 428-437. https://doi.org/10.1097/01. pra.0000456591.20622.9e

Cortese, S., Kelly C Fau - Chabernaud, C., Chabernaud C Fau - Proal, E., Proal E Fau - Di Martino, A., Di Martino A Fau - Milham, M. P., Milham Mp Fau - Castellanos, F. X., & Castellanos, F. X. Toward systems neuroscience of ADHD: a meta-analysis of 55 fMRI studies. (1535-7228 (Electronic)).

Curatolo, P., D'Agati, E., & Moavero, R. (2010). The neurobiological basis of ADHD. Ital J Pediatr, 36(1), 79. https://doi.org/10.1186/1824-7288-36-79

De La Fuente, A., Xia, S., Branch, C., & Li, X. (2013). A review of attention-deficit/hyperactivity disorder from the perspective of brain networks [Review]. Frontiers in Human Neuroscience, 7. https://www.frontiersin.org/articles/10.3389/fnhum.2013.00192

De La Fuente, A., Xia, S., Branch, C., & Li, X. (2013). A review of attention-deficit/hyperactivity disorder from the perspective of brain networks. Front Hum Neurosci, 7, 192. https://doi.org/10.3389/fnhum.2013.00192

Diamond, A. (2013). Executive functions. Annu Rev Psychol, 64, 135-168. https://doi.org/10.1146/annurev-psych-113011-143750

Diamond, A. (2020). Executive functions. Handb Clin Neurol, 173, 225-240. https://doi.org/10.1016/B978-0-444-64150-2.00020-4

Ditrich, I., Philipsen, A., & Matthies, S. (2021). Borderline personality disorder (BPD) and attention deficit hyperactivity disorder (ADHD) revisited - a review-update on common grounds and subtle distinctions. Borderline Personal Disord Emot Dysregul, 8(1), 22. https://doi.org/10.1186/s40479-021-00162-w

Faraone, S. V., & Larsson, H. (2019). Genetics of attention deficit hyperactivity disorder. Mol Psychiatry, 24(4), 562-575. https://doi.org/10.1038/s41380-018-0070-0

Fernandez-Jaen, A., Lopez-Martin, S., Albert, J., Fernandez-Mayoralas, D. M., Fernandez-Perrone, A. L., de La Pena, M. J., Calleja-Perez, B., Rodriguez, M. R., Lopez-Arribas, S., & Munoz-Jareno, N. (2015). Cortical thickness differences in the prefrontal cortex in children and adolescents with ADHD in relation to dopamine transporter (DAT1) genotype. Psychiatry Res, 233(3), 409–417. https://doi.org/10.1016/j.pscychresns.2015.07.005

Friedman, N. P., & Robbins, T. W. (2022). The role of prefrontal cortex in cognitive control and executive function. Neuropsychopharmacology, 47(1), 72–89. https://doi.org/10.1038/s41386-021-01132-0

Gehricke, J. G., Kruggel, F., Thampipop, T., Alejo, S. D., Tatos, E., Fallon, J., & Muftuler, L. T. (2017). The brain anatomy of attention-deficit/hyperactivity disorder in young adults – a magnetic resonance imaging study. PLoS One, 12(4), e0175433. https://doi.org/10.1371/journal.pone.0175433

Genro, J. P., Kieling, C., Rohde, L. A., & Hutz, M. H. (2010). Attention-deficit/ hyperactivity disorder and the dopaminergic hypotheses. Expert Rev Neurother, 10(4), 587–601. https://doi.org/10.1586/ern.10.17

Gettens, K. M., & Gorin, A. A. (2017). Executive function in weight loss and weight loss maintenance: a conceptual review and novel neuropsychological model of weight control. J Behav Med, 40(5), 687–701. https://doi.org/10.1007/s10865-017-9831-5

Ghanizadeh, A. (2011). Sensory processing problems in children with ADHD, a systematic review. Psychiatry Investig, 8(2), 89–94. https://doi.org/10.4306/pi.2011.8.2.89

Ghanizadeh, A. (2013). Parents reported oral sensory sensitivity processing and food preference in ADHD. J Psychiatr Ment Health Nurs, 20(5), 426–432. https://doi.org/10.1111/j.1365-2850.2011.01830.x

Grimm, O., Kranz, T. M., & Reif, A. (2020). Genetics of ADHD: What Should the Clinician Know? Curr Psychiatry Rep, 22(4), 18. https://doi.org/10.1007/s11920-020-1141-x

Hansson Halleröd, S. L., Anckarsäter, H., Råstam, M., & Hansson Scherman, M. Experienced consequences of being diagnosed with ADHD as an adult – a qualitative study. (1471-244X (Electronic)).

Ito, W., Honda, M., Ueno, T., & Kato, N. (2018). Hypersomnia with ADHD: a possible subtype of narcolepsy type 2. Sleep and biological rhythms, 16(2), 205–210. https://doi.org/10.1007/s41105-017-0139-1

Jadidian, A., Hurley, R. A., & Taber, K. H. (2015). Neurobiology of Adult ADHD: Emerging Evidence for Network Dysfunctions. J Neuropsychiatry

Clin Neurosci, 27(3), 173-178. https://doi.org/10.1176/appi. neuropsych.15060142

Jamkhande, P. G., & Khawaja, A. (2016). Role of norepinephrine reuptake inhibitors in attention deficit hyperactivity disorder: A mechanism-based short review. International Journal of Nutrition, Pharmacology, Neurological Diseases, 6(4). https://journals.lww.com/ijnp/Fulltext/2016/06040/Role_of_norepinephrine_reuptake_inhibitors_in.2.aspx

Jones, D. T., & Graff-Radford, J. (2021). Executive Dysfunction and the Prefrontal Cortex. Continuum (Minneap Minn), 27(6), 1586-1601. https://doi.org/10.1212/CON.0000000000001009

Knudsen, E. I. (2007). Fundamental components of attention. Annu Rev Neurosci, 30, 57-78. https://doi.org/10.1146/annurev.neuro.30.051606.094256

Koehler, S., Lauer, P., Schreppel, T., Jacob, C., Heine, M., Boreatti-Hummer, A., Fallgatter, A. J., & Herrmann, M. J. (2009). Increased EEG power density in alpha and theta bands in adult ADHD patients. J Neural Transm (Vienna), 116(1), 97-104. https://doi.org/10.1007/s00702-008-0157-x

Krieger, V., Amador-Campos, J. A., & Gallardo-Pujol, D. (2019). Temperament, executive function, and attention-deficit/hyperactivity disorder (ADHD) in adolescents: The mediating role of effortful control. J Clin Exp Neuropsychol, 41(6), 615-633. https://doi.org/10.1080/13803395.2019.1599824

Kutscheidt, K., Dresler, T., Hudak, J., Barth, B., Blume, F., Ethofer, T., Fallgatter, A. J., & Ehlis, A. C. (2019). Interoceptive awareness in patients with attention-deficit/hyperactivity disorder (ADHD). Atten Defic Hyperact Disord, 11(4), 395-401. https://doi.org/10.1007/s12402-019-00299-3

Landis, T. D., Garcia, A. M., Hart, K. C., & Graziano, P. A. (2021). Differentiating Symptoms of ADHD in Preschoolers: The Role of Emotion Regulation and Executive Function. J Atten Disord, 25(9), 1260-1271. https://doi.org/10.1177/1087054719896858

Levy, F. (2009). Dopamine vs noradrenaline: inverted-U effects and ADHD theories. Aust N Z J Psychiatry, 43(2), 101-108. https://doi.org/10.1080/00048670802607238

Mehta, T. R., Monegro, A., Nene, Y., Fayyaz, M., & Bollu, P. C. (2019). Neurobiology of ADHD: A Review. Current Developmental Disorders Reports, 6(4), 235-240. https://doi.org/10.1007/s40474-019-00182-w

Metin, B. (2013). A comparison of two models of ADHD: State Regulation versus Delay Aversion.

Mokobane, M., Pillay, B. J., & Meyer, A. (2019). Fine motor deficits and attention deficit hyperactivity disorder in primary school children. S Afr J Psychiatr, 25, 1232. https://doi.org/10.4102/sajpsychiatry.v25i0.1232

Moukhtarian, T. R., Mintah, R. S., Moran, P., & Asherson, P. (2018). Emotion dysregulation in attention-deficit/hyperactivity disorder and borderline personality disorder. Borderline Personal Disord Emot Dysregul, 5, 9. https://doi.org/10.1186/s40479-018-0086-8

Nakao, T., Radua, J., Rubia, K., & Mataix-Cols, D. (2011). Gray matter volume abnormalities in ADHD: voxel-based meta-analysis exploring the effects of age and stimulant medication. Am J Psychiatry, 168(11), 1154-1163. https://doi.org/10.1176/appi.ajp.2011.11020281

Oberauer, K. (2019). Working Memory and Attention - A Conceptual Analysis and Review. J Cogn, 2(1), 36. https://doi.org/10.5334/joc.58

Paloyelis, Y., Mehta, M. A., Kuntsi, J., & Asherson, P. (2007). Functional MRI in ADHD: a systematic literature review. Expert Rev Neurother, 7(10), 1337-1356. https://doi.org/10.1586/14737175.7.10.1337

Paris, J., Bhat, V., & Thombs, B. Is Adult Attention-Deficit Hyperactivity Disorder Being Overdiagnosed? (1497-0015 (Electronic)).

Powell, V., Agha, S. S., Jones, R. B., Eyre, O., Stephens, A., Weavers, B., Lennon, J., Allardyce, J., Potter, R., Smith, D., Thapar, A., & Rice, F. (2021). ADHD in adults with recurrent depression. J Affect Disord, 295, 1153-1160. https://doi.org/10.1016/j.jad.2021.09.010

Retz, W., Stieglitz, R. D., Corbisiero, S., Retz-Junginger, P., & Rosler, M. (2012). Emotional dysregulation in adult ADHD: What is the empirical evidence? Expert Rev Neurother, 12(10), 1241-1251. https://doi.org/10.1586/ern.12.109

Rossi, A. F., Pessoa, L., Desimone, R., & Ungerleider, L. G. (2009). The prefrontal cortex and the executive control of attention. Exp Brain Res,

192(3), 489–497. https://doi.org/10.1007/s00221-008-1642-z

Rubia, K. (2018). Cognitive Neuroscience of Attention Deficit Hyperactivity Disorder (ADHD) and Its Clinical Translation. Front Hum Neurosci, 12, 100. https://doi.org/10.3389/fnhum.2018.00100

Rufenacht, E., Euler, S., Prada, P., Nicastro, R., Dieben, K., Hasler, R., Pham, E., Perroud, N., & Weibel, S. (2019). Emotion dysregulation in adults suffering from attention deficit hyperactivity disorder (ADHD), a comparison with borderline personality disorder (BPD). Borderline Personal Disord Emot Dysregul, 6, 11. https://doi.org/10.1186/s40479-019-0108-1

Schneider, M., Retz, W., Coogan, A., Thome, J., & Rosler, M. (2006). Anatomical and functional brain imaging in adult attention-deficit/hyperactivity disorder (ADHD)--a neurological view. Eur Arch Psychiatry Clin Neurosci, 256 Suppl 1, i32-41. https://doi.org/10.1007/s00406-006-1005-3

Sedgwick, J. A., Merwood, A., & Asherson, P. (2019). The positive aspects of attention deficit hyperactivity disorder: a qualitative investigation of successful adults with ADHD. Atten Defic Hyperact Disord, 11(3), 241–253. https://doi.org/10.1007/s12402-018-0277-6

Sharma, A., & Couture, J. (2014). A review of the pathophysiology, etiology, and treatment of attention-deficit hyperactivity disorder (ADHD). Ann Pharmacother, 48(2), 209–225. https://doi.org/10.1177/1060028013510699

Souto-Souza, D., Mourao, P. S., Barroso, H. H., Douglas-de-Oliveira, D. W., Ramos-Jorge, M. L., Falci, S. G. M., & Galvao, E. L. (2020). Is there an association between attention deficit hyperactivity disorder in children and adolescents and the occurrence of bruxism? A systematic review and meta-analysis. Sleep Med Rev, 53, 101330. https://doi.org/10.1016/j.smrv.2020.101330

Spalletta, G., Pasini, A., Pau, F., Guido, G., Menghini, L., & Caltagirone, C. (2001). Prefrontal blood flow dysregulation in drug naive ADHD children without structural abnormalities. J Neural Transm (Vienna), 108(10), 1203–1216. https://doi.org/10.1007/s007020170010

Stepp, S. D., Burke, J. D., Hipwell, A. E., & Loeber, R. (2012). Trajectories of attention deficit hyperactivity disorder and oppositional defiant disorder symptoms as precursors of borderline personality disorder symptoms in adolescent girls. J Abnorm Child Psychol, 40(1), 7-20. https://doi.org/10.1007/s10802-011-9530-6

Stray, L. L., Kristensen, O., Lomeland, M., Skorstad, M., Stray, T., & Tonnessen, F. E. (2013). Motor regulation problems and pain in adults diagnosed with ADHD. Behav Brain Funct, 9, 18. https://doi.org/10.1186/1744-9081-9-18

Swanson, J. M. (2003). Role of executive function in ADHD. J Clin Psychiatry, 64 Suppl 14, 35-39. https://www.ncbi.nlm.nih.gov/pubmed/14658934

Thapar, A., & Stergiakouli, E. (2008). An Overview on the Genetics of ADHD. Xin Li Xue Bao, 40(10), 1088-1098. https://doi.org/10.3724/SP.J.1041.2008.01088

Tripp, G., & Wickens, J. R. (2008). Research review: dopamine transfer deficit: a neurobiological theory of altered reinforcement mechanisms in ADHD. J Child Psychol Psychiatry, 49(7), 691-704. https://doi.org/10.1111/j.1469-7610.2007.01851.x

Uddin, L. Q. (2021). Cognitive and behavioural flexibility: neural mechanisms and clinical considerations. Nat Rev Neurosci, 22(3), 167-179. https://doi.org/10.1038/s41583-021-00428-w

van den Heuvel, M. P., & Hulshoff Pol, H. E. (2010). Exploring the brain network: A review on resting-state fMRI functional connectivity. European Neuropsychopharmacology, 20(8), 519-534. https://doi.org/https://doi.org/10.1016/j.euroneuro.2010.03.008

Viggiano, D., Ruocco, L. A., Arcieri, S., & Sadile, A. G. (2004). Involvement of norepinephrine in the control of activity and attentive processes in animal models of attention deficit hyperactivity disorder. Neural Plast, 11(1-2), 133-149. https://doi.org/10.1155/NP.2004.133

Voinescu, B. I., Szentagotai, A., & David, D. (2012). Sleep disturbance, circadian preference and symptoms of adult attention deficit hyperactivity disorder (ADHD). J Neural Transm (Vienna), 119(10), 1195-1204. https://doi.org/10.1007/s00702-012-0862-3

Wiersema, J. R., & Godefroid, E. (2018). Interoceptive awareness in attention deficit hyperactivity disorder. PLoS One, 13(10), e0205221. https://doi.

org/10.1371/journal.pone.0205221

Wilens, T. E., & Spencer, T. J. (2010). Understanding attention-deficit/ hyperactivity disorder from childhood to adulthood. Postgrad Med, 122(5), 97-109. https://doi.org/10.3810/pgm.2010.09.2206

Wilmshurst, L., Peele, M., & Wilmshurst, L. (2011). Resilience and well-being in college students with and without a diagnosis of ADHD. J Atten Disord, 15(1), 11-17. https://doi.org/10.1177/1087054709347261

Xing, B., Li, Y. C., & Gao, W. J. Norepinephrine versus dopamine and their interaction in modulating synaptic function in the prefrontal cortex. (1872-6240 (Electronic)).

Young, S., Adamo, N., Asgeirsdottir, B. B., Branney, P., Beckett, M., Colley, W., Cubbin, S., Deeley, Q., Farrag, E., Gudjonsson, G., Hill, P., Hollingdale, J., Kilic, O., Lloyd, T., Mason, P., Paliokosta, E., Perecherla, S., Sedgwick, J., Skirrow, C., Tierney, K., van Rensburg, K., & Woodhouse, E. (2020). Females with ADHD: An expert consensus statement taking a lifespan approach providing guidance for the identification and treatment of attention-deficit/ hyperactivity disorder in girls and women. BMC Psychiatry, 20(1), 404. https://doi.org/10.1186/s12888-020-02707-9

Zhu, Y., Jiang, X., & Ji, W. (2018). The Mechanism of Cortico-Striato-Thalamo-Cortical Neurocircuitry in Response Inhibition and Emotional Responding in Attention Deficit Hyperactivity Disorder with Comorbid Disruptive Behavior Disorder. Neurosci Bull, 34(3), 566-572. https://doi.org/10.1007/s12264-018-0214-x

아무도 모르는 나의 ADHD

1판 1쇄 발행 2023년 06월 01일
1판 3쇄 발행 2024년 06월 01일

지은이 황희성
펴낸이 정원우

기획총괄 제갈승현
디자인 조효빈
교정교열 김태경
펴낸곳 어깨 위 망원경

출판등록 2021년 7월 6일 (제2021-00220호)
주소 서울시 강남구 강남대로 118길 24 3층
이메일 tele.director@egowriting.com

ISBN 979-11-983187-1-8 (03510)